基础护理学
实训指导

主　编　高　欣

副主编　王晓琼　郭　雪

编　委（以姓氏拼音排序）

高　欣（青岛黄海学院医学院）

郭　雪（青岛黄海学院医学院）

刘　超（青岛滨海学院护理学院）

卢　亮（青岛大学附属医院）

孟令丹（青岛黄海学院医学院）

綦盛楠（青岛黄海学院医学院）

王汉香（青岛黄海学院医学院）

王晓琼（青岛黄海学院医学院）

徐　虹（青岛大学附属医院）

杨瑞贞（青岛黄海学院医学院）

復旦大學 出版社

前言
FOREWORD

　　"基础护理学"是护理学专业的核心课程之一,为临床各专科护理提供了必要的基础知识和基本技能,同时它也是一门实践性、应用性很强的课程,其中技能操作是护士岗位必备的职业技能,而在操作过程中护士对患者的人文关怀、沟通能力同样重要。本书以最新版本的国家统编教材为基础,结合临床护理实际,将每个护理操作项目都按临床护理工作过程编写,通过知识、技能以及人文关怀理念的整合,重点培养学生人文关怀和临床应变的综合能力,同时也注重培养学生良好的职业道德和职业情感。

　　本教材内容包括出入院护理、预防与控制医院感染、各种清洁护理技术、促进患者安全舒适的技术、营养与排泄相关技术、各类给药技术、标本采集、病情监测与急救技术的37项基本护理技术。较之传统的实训指导,《基础护理学实训指导》在编写内容和格式方面作出了相应创新。首先,设置临床工作情境,以临床情景为导向培养学生分析问题和解决问题的能力;其次,在操作流程中增加了沟通内容环节,加强人文关怀素养,加强学生沟通能力的培养;再次,制订了操作技能考核评分标准,便于学生自练、自测,以及教师进行操作技能考核时对成绩的评定,做到技能考核有标准可依、有据可查。最后,在每项操作后都添加与本操作相关的案例思考题,启发学生思考在不同情景下同一项护理操作的异同点,培养学生的临床应变能力,为护理专业在校生的技能训练和临床护理实践提供参考。

　　由于我们水平和能力有限,书中不足之处,恳望各位专家、读者提出宝贵意见,以便及时修正补充。

高　欣

2024 年 6 月

目录
CONTENTS

第一章

患者入院和出院护理

第一节 床单位准备

一、铺备用床技术

情景:患者,男,52岁,因"右下腹持续性剧痛伴恶心、呕吐12小时"以"阑尾炎"收入普外科,普外科护士接到入院通知后为其准备床单位。

(1)铺备用床技术(大单法)操作流程如表1-1所示。

表1-1 铺备用床技术(大单法)操作流程

项目	操 作 标 准	沟通内容及注意事项
基本要求	1. 衣帽整洁,符合要求	口述:各位评委老师好,我是X号选手,现在进行铺备用床技术操作,已准备完毕,请指示
	2. 仪表大方,举止端庄	
	3. 语言亲切,态度和蔼	
操作前准备	1. 修剪指甲,洗手,戴口罩	口述:手消毒液在有效期内,可以使用
	2. 备齐并检查用物 (1)护理车上层:(自上而下)床褥、大单、被套、棉胎(或毛毯)、枕套、枕芯,另备速干手消毒液 (2)护理车下层:医疗垃圾桶、生活垃圾桶	口述:所有用物准备齐全、摆放合理
操作过程	1. 推用物至病床旁,评估同病室内患者有无进行治疗或进餐;检查病床及床垫是否完好、环境是否安全	
	2. 移开床旁桌离床约20 cm;移开床旁椅,将护理车推至床尾	
	3. 根据情况翻转床垫	
	4. 将床褥平齐床头放在床垫上,由床头下拉至床尾,铺平床褥	

项目	操　作　标　准	沟通内容及注意事项
操作过程	**5. 铺大单** （1）放置并展开大单：护士站在右侧床中部，将大单横放于近护士侧床褥上，使其横、纵中线对齐床横、纵中线，靠近床头，依次向床头、床尾打开大单，并向两侧展开大单（先近侧后远侧） （2）折近侧床角：护士移至床头，将大单散开平铺于床头，右手托起床垫一角，左手伸过床头中线，将大单平整塞入床垫下。在距床头约 30 cm 处，右手顺势提起大单边缘，使其与床沿垂直，呈一等腰三角形。以床沿为界将三角形分为上下两部分，将上部置于床垫上，下半部分平整塞入床垫下，再将上半部分翻下平整塞入床垫下。以同法铺好床尾 （3）铺平中间：护士移至床中间，双手下拉大单中部边缘，将中间部分平整紧实地塞于床垫下 （4）铺对侧单：转至床对侧（床左侧），同法铺好对侧大单	大单叠法（床头护士主导）：左手搭右手-右手搭左手-床尾给床头 2 次 铺大单的顺序：先床头后床尾，先近侧后远侧 注意：大单放置位置和打开方法
	6. 套被套 （1）放置并展开被套：护士站在床左侧，将被套置于床头端近护士侧，被套纵中线对齐床中线，向床尾依次打开，再向两侧展开（先近侧后远侧），护士移至床尾处拉平被套 （2）打开被套放棉胎：打开被套尾部上层至 1/3 处，将折叠好的"S"型棉胎放进被套开口处。拉棉胎上缘中部至被套头端中部，展开对侧棉胎对好对侧被角并将棉胎边缘与被套平齐，同法套好近侧被套。护士至床尾逐层拉平被套和棉胎，系好系带或拉链 （3）折被筒：从床头开始将盖被边缘向内折叠与床沿齐。转至对侧，同法折叠好另一侧。下拉盖被，使其上缘距床头 15 cm，并将盖被尾端沿床尾向下反折	被套叠法（床头护士主导）：右手搭左手-左手搭右手-床尾给床头 2 次 棉胎叠法（站在床右侧叠）：先折对侧，再折近侧，从床头到床尾"S"型折叠 注意：被套放置位置与打开方法
	7. 套枕套：将枕套套于枕芯外，开口背门平放于床头盖被上	
	8. 将床旁桌、椅移回原处	
操作后	**1. 推护理车离开病室**	
	2. 洗手，脱口罩	

（2）铺备用床技术（大单法）操作考核评分标准如表 1-2 所示。

表 1-2　铺备用床（大单法）操作考核评分标准

班级＿＿＿＿＿＿＿＿　　学号＿＿＿＿＿＿＿＿　　姓名＿＿＿＿＿＿＿＿　　成绩＿＿＿＿＿＿＿＿

项目	操 作 标 准	分值	评 分 标 准	扣分
基本 要求 5分	1. 衣帽整洁,符合要求	5	护士着装不整洁扣2分	
	2. 仪表大方,举止端庄			
	3. 语言亲切,态度和蔼			
操作前 准备 10分	1. 修剪指甲,摘下手表	3	1. 指甲不符合要求扣3分	
	2. 备齐并检查用物	4	2. 用物准备少一项扣1分;用物 未按使用顺序摆放扣2分	
	3. 评估环境	3	3. 环境未评估扣2分	
操作 过程 70分	1. 推用物至患者床旁,评估病室 内患者有无进行治疗或进餐、 病床及床垫及环境是否安全	2	1. 评估漏一项扣1分	
	2. 移开床旁桌、床旁椅,推护理车 于床尾	4	2. 床旁桌移开距离不符合要求 扣1分;移开床旁桌拖拉、有 噪声扣1分	
	3. 根据情况翻床垫	2	3. 翻床垫幅度过大扣1分	
	4. 将床褥齐平床头平铺在床垫上	4	4. 床褥未对齐床头扣2分;床褥 偏离中线扣1分	
	5. 铺大单法 （1）将大单放于床褥上,使横、 纵中线对齐床褥中线,向 床头、床尾依次打开,再向 两侧打开 （2）散开床头处大单并铺平,铺 好床头。以同法铺好床尾 （3）移至床中间,拉紧中间部分 塞于床垫下 （4）转至对侧,同法铺好对侧 大单	30	5. 托起床垫手法错误扣3分;大 单中线偏斜扣2分;铺大单的 顺序错误扣5分;大单不平整 扣3分;床角不紧每个扣2 分;床边不平整扣2分;未体 现节力原则扣2分	

续　表

项目	操 作 标 准	分值	评 分 标 准	扣分
操作过程70分	6. 套被套 (1) 将被套置于床头,横、纵中线对齐床褥中线,向床尾依次打开,再向两侧打开,移至床尾处打开并拉平被套 (2) 打开被套尾部,将折叠好的棉胎放入被套,对好两上角,将竖折的棉胎两边展开,与被套平齐。于床尾逐层拉平被套和棉胎,系好系带 (3) 将盖被两侧边缘向下反折,与床沿平齐。下拉盖被,将盖被尾端沿床尾向下反折	20	6. 被套中线与大单不对齐扣2分;被头端空虚扣2分;棉胎边缘与被套不齐扣2分;被子不平整扣1分;折被筒的方法错误扣2分;盖被边缘与床沿不齐扣1分	
	7. 套枕套:套好枕套,开口背门平放于床头盖被上	5	7. 枕芯外露扣1分;枕头不平整扣1分;开口位置放置错误扣2分	
	8. 将床旁桌、椅移回原处	3	8. 未移回桌椅扣2分	
操作后5分	1. 推护理车离开病室	1	1. 护理车未放回原处扣1分	
	2. 洗手,脱口罩	4	2. 未洗手、脱口罩扣2分;洗手不规范扣2分	
整体评价10分	1. 操作熟练	3	1. 操作不熟练扣2分	
	2. 床单位平整	2	2. 床单位不平整扣2分	
	3. 节力原则	3	3. 未体现节力扣2分	
	4. 操作时间6分钟	2	4. 每超时1分钟扣1分	
总分		100		

二、铺暂空床技术

情景:患者入院后查体发现右下腹压痛明显,反跳痛阳性。T 38.5 ℃,P 95 次/分,BP 130/85 mmHg,R 20 次/分。医嘱予"腹部超声检查"。患者在家属陪同下外出检查,护士将其床单位改成暂空床。

（1）铺暂空床技术（大单法）操作流程如表1-3所示。

表1-3　铺暂空床技术（大单法）操作流程

项目	操作标准	沟通内容及注意事项
基本要求	1. 衣帽整洁，符合要求	口述：各位评委老师好，我是X号选手，现在进行铺暂空床技术操作，已准备完毕，请指示
	2. 仪表大方，举止端庄	
	3. 语言亲切，态度和蔼	
操作前准备	1. 修剪指甲，洗手，戴口罩	口述：手消毒液在有效期内，可以使用
	2. 备齐并检查用物 （1）护理车上层：（自上而下）床褥、大单、被套、棉胎（或毛毯）、枕套、枕芯，另备速干手消毒液 （2）护理车下层：医疗垃圾桶、生活垃圾桶	口述：所有用物准备齐全、摆放合理
操作过程	1. 推用物至病床旁，评估同病室内患者有无进行治疗或进餐；检查病床及床垫是否完好、环境是否安全	
	2. 移开床旁桌离床约20 cm；移开床旁椅，将护理车推至床尾	
	3. 根据情况翻转床垫	
	4. 将床褥平齐床头放在床垫上，由床头下拉至床尾，铺平床褥	
	5. 铺大单 （1）放置并展开大单：护士站在右侧床中部，将大单横放于近护士侧床褥上，使其横、纵中线对齐床横、纵中线，靠近床头，依次向床头、床尾打开大单，并向两侧展开大单（先近侧后远侧） （2）折近侧床角：护士移至床头，将大单散开平铺于床头，右手托起床垫一角，左手伸过床头中线，将大单平整塞入床垫下。在距床头约30 cm处，右手顺势提起大单边缘，使其与床沿垂直，呈一等腰三角形。以床沿为界将三角形分为上下两部分，将上部分置于床垫上，下半部分平整塞入床垫下，再将上半部分翻下平整塞入床垫下。以同法铺好床尾 （3）铺平中间：护士移至床中间，双手下拉大单中部边缘，将中间部分平整紧实地塞于床垫下 （4）铺对侧单：转至床对侧（床左侧），同法铺好对侧大单	大单叠法（床头护士主导）：左手搭右手-右手搭左手-床尾给床头2次 铺大单的顺序：先床头后床尾，先近侧后远侧 注意：大单放置位置和打开方法

项目	操 作 标 准	沟通内容及注意事项
操 作 过 程	6. 套被套 　(1) 放置并展开被套：护士站在床左侧，将被套置于床头端近护士侧，被套纵中线对齐床中线，向床尾依次打开，再向两侧展开（将近侧后远侧），护士移至床尾处拉平被套 　(2) 打开被套放棉胎：打开被套尾部上层至1/3处，将折叠好的"S"型棉胎放进被套开口处。拉棉胎上缘中部至被套头端中部，展开对侧棉胎对好对侧被角并将棉胎边缘与被套平齐，同法套好近侧被套。护士至床尾逐层拉平被套和棉胎，系好系带或拉链 　(3) 折被筒：从床头开始将盖被边缘向内折叠与床沿平齐。转至对侧，同法折叠好另一侧。下拉盖被，使其上缘距床头15 cm，将盖被尾端沿床尾向下反折，并将棉被上端向内反折1/4，然后扇形三折到床尾	被套叠法（床头护士主导）：右手搭左手-左手搭右手-床尾给床头2次 棉胎叠法（站在床右侧叠）：先折对侧，再折近侧，从床头到床尾"S"型折叠 注意：被套放置位置与打开方法；备用床与暂空床在折被筒上的区别
	7. 套枕套：将枕套套于枕芯外，开口背门平放于床头	
	8. 将床旁桌、椅移回原处	
操 作 后	1. 推护理车离开病室	
	2. 洗手，脱口罩	

（2）铺暂空床（大单法）操作考核评分标准如表1-4所示。

表 1-4　铺暂空床（大单法）操作考核评分标准

班级_____　　学号_____　　姓名_____　　成绩_____

项目	操 作 标 准	分值	评 分 标 准	扣分
基本要求 5分	1. 衣帽整洁，符合要求	5	护士着装不整洁扣2分	
	2. 仪表大方，举止端庄			
	3. 语言亲切，态度和蔼			
操作前准备 10分	1. 修剪指甲，摘下手表	3	1. 指甲不符合要求扣3分	
	2. 备齐并检查用物	4	2. 用物准备少一项扣1分；用物未按使用顺序摆放扣2分	
	3. 评估环境	3	3. 环境未评估扣2分	

项目	操 作 标 准	分值	评 分 标 准	扣分
操作过程70分	1. 推用物至患者床旁,评估病室内患者有无进行治疗或进餐、病床及床垫及环境是否安全	2	1. 评估漏一项扣1分	
	2. 移开床旁桌、床旁椅,推护理车于床尾	4	2. 床旁桌移开距离不符合要求扣1分;移开床旁桌拖拉、有噪声扣1分	
	3. 根据情况翻床垫	2	3. 翻床垫幅度过大扣1分	
	4. 将床褥齐平床头平铺在床垫上	4	4. 床褥未对齐床头扣2分;床褥偏离中线扣1分	
	5. 铺大单法 (1) 将大单放于床褥上,使横、纵中线对齐床褥中线,向床头、床尾依次打开,再向两侧打开 (2) 散开床头处大单并铺平,铺好床头。以同法铺好床尾 (3) 移至床中间,拉紧中间部分塞于床垫下 (4) 转至对侧,同法铺好对侧大单	30	5. 托起床垫手法错误扣3分;大单中线偏斜扣2分;铺大单的顺序错误扣5分;大单不平整扣3分;床角不紧每个扣2分;床边不平整扣2分;未体现节力扣2分	
	6. 套被套 (1) 将被套置于床头,横、纵中线对齐床褥中线,向床尾依次打开,再向两侧打开,移至床尾处打开并拉平被套 (2) 打开被套尾部,将折叠好的棉胎放入被套,对好两上角,将竖折的棉胎两边展开,与被套平齐。于床尾逐层拉平被套和棉胎,系好系带 (3) 将盖被两侧边缘向下反折,与床沿平齐。下拉盖被,将盖被尾端沿床尾向下反折,再将棉被上端向内折1/4,然后扇形三折到床尾	20	6. 被套中线与大单不对齐扣2分;被头端空虚扣2分;棉胎边缘与被套不齐扣2分;被子不平整扣1分;折被筒的方法错误扣2分;盖被边缘与床沿不齐扣1分	

续　表

项目	操 作 标 准	分值	评 分 标 准	扣分
操作 过程 70分	7. 套枕套：套好枕套，开口背门平放于床头	5	7. 枕芯外露扣1分；枕头不平整扣1分；开口位置放置错误扣2分	
	8. 将床旁桌、椅移回原处	3	8. 未移回桌椅扣2分	
操作后 5分	1. 推护理车离开病室	1	1. 护理车未放回原处扣1分	
	2. 洗手，脱口罩	4	2. 未洗手、脱口罩扣2分；洗手不规范扣2分	
整体 评价 10分	1. 操作熟练	3	1. 操作不熟练扣2分	
	2. 床单位平整	2	2. 床单位不平整扣2分	
	3. 节力原则	3	3. 未体现节力扣2分	
	4. 操作时间7分钟	2	4. 每超时1分钟扣1分	
总分		100		

三、铺麻醉床技术

情景：结合临床表现和辅助检查结果，医生确诊该患者为急性阑尾炎，需立即手术治疗。患者在家属陪同下送往手术室，病房护士为其进行床单位准备。

（1）铺麻醉床技术（大单法）操作流程如表1-5所示。

表1-5　铺麻醉床技术（大单法）操作流程

项目	操 作 标 准	沟通内容及注意事项
基 本 要 求	1. 衣帽整洁，符合要求	口述：各位评委老师好，我是X号选手，现在进行铺麻醉床技术操作，已准备完毕，请指示
	2. 仪表大方，举止端庄	
	3. 语言亲切，态度和蔼	
操 作 前 准 备	1. 修剪指甲，洗手，戴口罩	口述：手消毒液在有效期内，可以使用
	2. 备齐并检查用物： 　（1）护理车上层：（自上而下）床褥、大单、橡胶单、中单、被套、棉胎、枕套、枕芯，另备速干手消毒液 　（2）护理车下层：医疗垃圾桶、生活垃圾桶	口述：所有用物准备齐全、摆放合理

项目	操　作　标　准	沟通内容及注意事项
操作前准备	（3）床旁放置麻醉护理盘：治疗巾内（开口器、舌钳、通气道、牙垫、压舌板、吸痰管、吸氧管、棉签、治疗碗、纱布、一次性手套等）、治疗巾外（手电筒、血压计、听诊器、弯盘、护理记录单等）	
操作过程	1. 推用物至病床旁，评估同病室内患者有无进行治疗或进餐；检查病床及床垫是否完好、环境是否安全	
	2. 移开床旁桌离床约 20 cm；移开床旁椅，将护理车推至床尾	
	3. 根据情况翻转床垫	
	4. 将床褥平齐床头放在床垫上，由床头下拉至床尾，铺平床褥	
	5. 铺大单 （1）放置并展开大单：护士站在右侧床中部，将大单横放于近护士侧床褥上，使其横、纵中线对齐床横、纵中线，靠近床头，依次向床头、床尾打开大单，并向两侧展开大单（先近侧后远侧） （2）折近侧床角：护士移至床头，将大单散开平铺床头，右手托起床垫一角，左手伸过床头中线，将大单平整塞入床垫下。在距床头约 30 cm 处，右手顺势提起大单边缘，使其与床沿垂直，呈一等腰三角形。以床沿为界将三角形分为上下两部分，将上部分置于床垫上，下半部分平整塞入床垫下，再将上半部分翻下平整塞入床垫下。以同法铺好床尾	大单叠法（床头护士主导）：左手搭右手-右手搭左手-床尾给床头 2 次
	6. 铺橡胶单和中单 （1）护士站在床中部，将橡胶单纵中线对好床中线，铺在床中部，上端距床头 45~50 cm，先展开近侧，再扇形展开对侧，同法展开中单，将大单、橡胶单、中单一同塞入床垫下 （2）护士转至对侧，同法铺好对侧大单、逐层展开橡胶单和中单，依次塞入床垫下	橡胶单、中单叠法：横向对折 2 次，纵向对折 1 次；注意中单应完全盖住橡胶单 注意：大单放置位置和打开方法
	7. 套被套 （1）放置并展开被套：护士站在床左侧，将被套置于床头端近护士侧，被套纵中线对齐床中线，向床尾依次打开，再向两侧展开（将近侧后远侧），护士移至床尾处拉平被套 （2）打开被套放棉胎：打开被套尾部上层至 1/3 处，将	被套叠法（床头护士主导）：右手搭左手-左手搭右手-床尾给床头 2 次 棉胎叠法（站在床右侧叠）：先折对侧，再折近侧，从床头到床尾"S"型折叠

续　表

项目	操作标准	沟通内容及注意事项
操作过程	折叠好的"S"型棉胎放进被套开口处。拉棉胎上缘中部至被套头端中部,展开对侧棉胎对好对侧被角并将棉胎边缘与被套平齐,同法套好近侧被套。护士至床尾逐层拉平被套和棉胎,系好系带 (3)折被筒:从床头开始将盖被边缘向内折叠与床沿平齐。转至对侧,同法折叠好另一侧。下拉盖被,使其上缘距床头 15 cm,将盖被尾端沿床尾向下反折,再将盖被三折叠于一侧床边,开口向门	注意:麻醉床与暂空床折被筒的区别
	8. 套枕套:将枕套套于枕芯外,开口背门,横立于床头	注意:三种铺床法枕头放置的位置
	9. 将床旁桌、椅移回原处	
操作后	1. 推护理车离开病室	
	2. 洗手,脱口罩	

(2)铺麻醉床(大单法)操作考核评分标准如表 1-6 所示。

表 1-6　铺麻醉床(大单法)操作考核评分标准

班级＿＿＿＿＿＿　　学号＿＿＿＿＿＿　　姓名＿＿＿＿＿＿　　成绩＿＿＿＿＿＿

项目	操作标准	分值	评分标准	扣分
基本要求 5分	1. 衣帽整洁,符合要求	5	护士着装不整洁扣 2 分	
	2. 仪表大方,举止端庄			
	3. 语言亲切,态度和蔼			
操作前准备 10分	1. 修剪指甲,摘下手表	3	1. 指甲不符合要求扣 3 分	
	2. 备齐并检查用物	4	2. 用物准备少一项扣 1 分;用物未按使用顺序摆放扣 2 分	
	3. 评估环境	3	3. 环境未评估扣 2 分	
操作过程 70分	1. 推用物至患者床旁,评估病室内患者有无进行治疗或进餐、病床及床垫及环境是否安全	2	1. 评估漏一项扣 1 分	

项目	操　作　标　准	分值	评　分　标　准	扣分
操作 过程 70分	2. 移开床旁桌、椅,推护理车于床尾	4	2. 床旁桌移开距离不符合要求扣1分;移开床旁桌拖拉、有噪声扣1分	
	3. 根据情况翻床垫	2	3. 翻床垫幅度过大扣1分	
	4. 将床褥齐平床头平铺在床垫上	4	4. 床褥未对齐床头扣2分;床褥偏离中线扣1分	
	5. 铺大单法 　(1) 将大单放于床褥上,使横、纵中线对齐床褥中线,向床头、床尾依次打开,再向两侧打开 　(2) 散开床头处大单并铺平,铺好床头。以同法铺好床尾	25	5. 托起床垫手法错误扣3分;大单中线偏斜扣2分;铺大单的顺序错误扣5分;大单不平整扣3分;床角不紧每个扣2分;床边不平整扣2分;未体现节力扣2分	
	6. 铺橡胶单和中单 　(1) 橡胶单和中单分别对好中线,铺在床中部,一同塞入床垫下 　(2) 同法铺好对侧大单、逐层展开橡胶单和中单,依次塞入床垫下	10	6. 橡胶单、中单未对齐中线扣2分;中单未盖过橡胶单扣2分;橡胶单与中单铺法不正确扣2分;橡胶单、中单不平整扣1分	
	7. 套被套 　(1) 将被套置于床头,横、纵中线对齐床褥中线,向床尾依次打开,再向两侧打开,移至床尾处打开并拉平被套 　(2) 打开被套尾部,将折叠好的棉胎放入被套,对好两上角,将竖折的棉胎两边展开,与被套平齐。于床尾逐层拉平被套和棉胎,系好系带 　(3) 将盖被两侧边缘向下反折,与床沿平齐。下拉盖被,将盖被尾端沿床尾向下反折,再将盖被三折叠于一侧床边,开口向门	15	7. 被套中线与大单不对齐扣2分;被头端空虚扣2分;棉胎边缘与被套不齐扣2分;被子不平整扣1分;折被筒的方法错误扣2分;盖被边缘与床沿不齐扣1分	

续　表

项目	操 作 标 准	分值	评 分 标 准	扣分
操作 过程 70分	8.套枕套：套好枕套,开口背门横 立于床头	5	8.枕芯外露扣1分;枕头不平整 扣1分;开口位置放置错误扣 2分;枕头未横立扣1分	
	9.将床旁桌、椅移回原处	3	9.未移回桌椅扣2分	
操作后 5分	1.推护理车离开病室	1	1.护理车未放回原处扣1分	
	2.洗手,脱口罩	4	2.未洗手、脱口罩扣2分;洗手 不规范扣2分	
整体 评价 10分	1.操作熟练	3	1.操作不熟练扣2分	
	2.床单位平整	2	2.床单位不平整扣2分	
	3.节力原则	3	3.未体现节力扣2分	
	4.操作时间8分钟	2	4.每超时1分钟扣1分	
总分		100		

思考题：

患者李某,因"反复头痛伴视力模糊1个月,加重2天。"入院,诊断为"右侧额叶脑膜瘤",需行手术治疗。请思考：

1. 该患者术后护士应为其准备哪种床单位?

答：准备麻醉床。

2. 铺床时需注意哪些问题?

答：操作中遵循节力原则;根据患者麻醉方式及手术部位铺橡胶单和中单,中单应完全遮盖橡胶单;床铺应平整;盖被三折于一侧床边,开口向门;枕头横立于床头。

第二节　患者运送法

一、轮椅运送技术

情景： 患者,李某,女,53岁,中风后右侧肢体偏瘫,入院后需行 CT 检查,护士用轮椅运送患者去 CT 室检查。

（1）轮椅运送技术操作流程如表 1-7 所示。

表 1-7　轮椅运送技术操作流程

项目	操　作　标　准	沟通内容及注意事项
基本要求	1. 衣帽整洁,符合要求	口述:各位评委老师好,我是 X 号选手,现在进行轮椅运送技术操作,已准备完毕,请指示
	2. 仪表大方,举止端庄	
	3. 语言亲切,态度和蔼	
操作前准备	1. 修剪指甲,洗手,戴口罩	口述:手消毒液在有效期内,可以使用
	2. 双人核对医嘱	口述:请您帮我核对一下医嘱,X 床 XX,住院号 XXX,CT 检查,医嘱核对无误
	3. 备齐并检查用物:轮椅、毛毯,必要时备软枕及保护带	口述:所有物品准备齐全,性能良好、安全,轮胎充气良好
操作过程	1. 携用物至患者床前,评估环境	口述:地面干燥平坦,室内外温度适宜
	2. 核对解释,评估患者 （1）持执行单核对床头卡(床尾卡)和腕带信息 （2）解释、评估患者	口述: （1）我是您的责任护士,请问您叫什么名字? 我核对一下您的腕带信息 （2）我现在准备用轮椅送您去做 CT 检查,您需要上大小便吗? 我先检查一下您的皮肤和肢体活动情况,您的皮肤完好,右侧肢体偏瘫,我会扶好您上轮椅,请您配合我
	上轮椅	
	3. 将轮椅推至患者健侧床边,椅背与床尾平齐,椅面面向床头。固定车轮,翻起脚踏板,将毛毯三折平铺在轮椅上	
	4. 协助患者取健侧卧位,双腿移至床沿下,扶患者坐起,观察、询问患者有无不适,协助患者穿袜穿鞋,根据情况穿外衣	口述:阿姨,我先扶您坐起来,您有没有什么不舒服? 我帮您穿鞋
	5. 护士面向患者,双脚前后分开,一侧膝部抵住患者患侧膝部,用同侧手臂穿过患者腋下,置于患侧肩胛上,并协助患者以健侧手握住患侧手抱住护士颈部,护士用另一手提起患者腰带站起,将患者重心移于健侧,以健侧下肢为轴心旋转身体,坐于轮椅	
	6. 嘱患者身体尽量向后靠,双手扶住两侧扶手,放下脚踏板,协助患者将双脚置于踏板上,系上安全带,偏瘫侧上肢与双膝间放一软枕支撑	口述:阿姨,您身体往后靠,抓紧扶手,脚放在踏板上,这样比较舒服也安全,我再为您系上安全带

项目	操　作　标　准	沟通内容及注意事项
操作过程	7. 观察患者,确定无不适后,打开轮椅手闸,推轮椅运送患者	
	下轮椅	
	8. 推轮椅进病房,将患者健侧靠近床边,轮椅背面与床尾平齐,固定车轮,翻起脚踏板	
	9. 护士面向患者,双脚前后分开,屈膝站立,一侧膝部抵住患者患侧膝部,用同侧手臂穿过患者腋下,置于患侧肩胛上,并协助患者以健侧手握住患侧手抱住护士颈部,护士用另一手提起患者腰带站起,将患者重心移于健侧,以健侧下肢为轴心旋转身体,坐于床边	口述:阿姨,我扶您上床
	10. 协助患者脱去鞋子及外衣,取舒适体位,并盖好被子	口述:阿姨,我帮您脱去鞋子
操作后	1. 再次核对患者信息	口述:请再说一下您的姓名
	2. 询问患者感觉,告知患者注意事项	口述:已经送您做完检查了,您有什么不舒服吗?
	3. 协助患者取舒适体位,整理床单位	口述:如果您有不适,呼叫器放在枕边,有事请按铃,我也会经常过来看您的。您这样躺着舒服吗?好的。感谢您的配合
	4. 整理用物,洗手,记录	

（2）轮椅运送技术操作考核评分标准如表 1-8 所示。

表 1-8　轮椅运送技术操作考核评分标准

班级_____　　　　学号_____　　　　姓名_____　　　　成绩_____

项目	操　作　标　准	分值	评　分　标　准	扣分
基本要求5分	1. 衣帽整洁,符合要求	5	护士着装不整洁扣2分	
	2. 仪表大方,举止端庄			
	3. 语言亲切,态度和蔼			

续　表

项目	操作标准	分值	评分标准	扣分
操作前准备 10分	1. 修剪指甲,洗手,戴口罩	3	1. 未洗手、戴口罩扣2分;洗手不规范扣1分	
	2. 双人核对医嘱无误	4	2. 未核对医嘱扣2分	
	3. 备齐并检查用物	3	3. 用物准备每少一项扣1分;用物检查漏一项扣1分	
操作过程 70分	1. 携用物至患者床前,评估环境	2	1. 未评估环境扣2分	
	2. 核对解释,评估患者:病情、意识状态、管路情况、皮肤、肢体活动、肌力情况	8	2. 未核对扣2分;未做解释或解释不妥扣2分	
	上轮椅			
	3. 将轮椅推至患者健侧床边,固定车轮,翻起脚踏板,将毛毯三折平铺在轮椅上	8	3. 轮椅放置方法不正确扣2分;未固定车轮扣2分;未翻起脚踏板扣2分	
	4. 协助患者坐起,观察、询问患者有无不适,协助患者穿袜穿鞋,根据情况穿外衣	6	4. 扶患者坐起的方法不正确扣4分;未观察、询问患者扣2分	
	5. 护士面向患者,协助患者站起,将患者重心移于健侧,以健侧下肢为轴心旋转身体,坐于轮椅	10	5. 护士姿势不正确扣4分;未保证患者安全扣5分	
	6. 嘱患者身体后靠,扶住扶手,放下脚踏板,双脚置于其上,系上安全带,偏瘫侧上肢与双膝间放一软枕支撑	8	6. 未告知患者注意事项扣4分;患者姿势不舒适扣2分;安全带松紧不当扣2分	
	7. 观察患者,确定无不适后,打开轮椅手闸,推轮椅运送患者	6	7. 未观察患者扣2分;推车动作不标准扣4分	
	下轮椅			
	8. 将患者推至床边,健侧靠近床边,固定车轮,翻起脚踏板	8	8. 轮椅放置方法不正确扣2分;未固定车轮扣2分;未翻起脚踏板扣2分	

续　表

项目	操　作　标　准	分值	评　分　标　准	扣分
操作过程 70分	9. 护士面向患者,协助患者站起,将患者重心移于健侧,以健侧下肢为轴心旋转身体坐于床边	10	9. 护士姿势不正确扣4分;未保证患者安全扣5分	
	10. 脱去鞋子及外衣,协助患者取舒适体位,并盖好被子	4	10. 患者体位不舒适扣2分	
操作后 7分	1. 再次核对患者信息	2	1. 未核对扣2分;核对不规范扣1分	
	2. 询问患者感觉,告知患者注意事项	1	2. 未询问感受扣1分	
	3. 协助患者取舒适体位,整理床单位	2	3. 未调整卧位扣1分;未整理床单位扣1分	
	4. 整理用物,洗手,记录	2	4. 未整理用物扣2分	
整体评价 8分	1. 熟练程度	2	1. 操作不熟练扣3分	
	2. 爱伤观念	2	2. 爱伤观念薄弱扣2分	
	3. 语言沟通表达能力、心理素质	2	3. 沟通不到位扣2分	
	4. 操作时间5分钟	2	4. 每超时1分钟扣1分	
总分		100		

二、平车运送技术

情景:患者,女,40岁,以"子宫腺肌病"收入院,将于上午10:00在全麻下行子宫全切术,需平车进行手术转运。

(1)平车运送技术操作流程如表1-9所示。

表1-9　平车运送技术操作流程

项目	操　作　标　准	沟通内容及注意事项
基本要求	1. 衣帽整洁,符合要求	口述:各位评委老师好,我是X号选手,现在进行平车运送技术操作,已准备完毕,请指示
	2. 仪表大方,举止端庄	
	3. 语言亲切,态度和蔼	

续　表

项目	操 作 标 准	沟通内容及注意事项
操作前准备	1. 修剪指甲,洗手,戴口罩	口述:手消毒液在有效期内,可以使用
	2. 双人核对医嘱	口述:请您帮我核对一下医嘱,X 床 XX,住院号 XXX,平车运送,医嘱核对无误
	3. 备齐并检查用物:平车(上置大单和橡胶单包好的垫子和枕头)、棉被、中单、小毛巾	口述:所有物品准备齐全。平车性能良好
操作过程	1. 携用物至患者床前,评估环境	口述:环境干净、整洁、宽敞、明亮,温湿度适宜,适合操作
	2. 核对解释,评估患者 (1) 持执行单核对床头卡(床尾卡)和腕带信息 (2) 解释、评估患者	口述: (1) 我是您的责任护士,请问您叫什么名字? 我核对一下您的腕带信息 (2) 阿姨,您即将要做手术了,我接您去手术室。我看一下您肢体的活动情况,有没有留置针? 有没有插导尿管?
	3. 妥善固定好患者身上的各种导管、输液器等,协助患者穿好衣服	
	4. 检查固定病床,移开床旁椅至对侧床尾,松开床尾盖被,枕头横立于床头	
	5. 搬运患者	
	挪动法(适用于病情允许且能配合的患者) (1) 嘱患者自行移至床边 (2) 将平车紧靠床边,大轮靠床头,小轮靠床尾,将车闸制动 (3) 协助患者按上半身、臀部、下肢的顺序依次向平车挪动	口述: (1) 您好,请您配合我移到床边 (2) 我已固定好平车,请您上平车时先移上半身,再移臀部和下肢
	一人搬运法(适用于病情允许,体重较轻者) (1) 推平车至床尾,使平车大轮靠近床尾,与床尾成钝角,将车闸制动 (2) 护士双脚前后分开,稍屈膝,一手臂自患者腋下伸至对侧托住背部,另一手臂在同侧伸入患者大腿下托住大腿 (3) 嘱患者双臂交叉依附于护士颈后并双手用力握住 (4) 护士抱起患者移步转身,轻轻放在平车上(患者头部卧于大轮侧)	口述:我现在抱您起来,请您双手环抱住我的脖子

项目	操　作　标　准	沟通内容及注意事项
操作过程	二人搬运法(适用于病情较轻,但自己不能活动者) (1) 推平车至床尾,使平车大轮靠近床尾,与床尾成钝角,将车闸制动 (2) 护士甲、乙站在床边同一侧,嘱患者双手交叉于胸前 (3) 甲一手臂托住患者头、颈、肩部,另一手臂托住腰部,乙一手臂托住患者臀部,另一手臂托住膝部 (4) 二人同时抬起患者,使患者身体向护士倾斜,同时移步将患者放于平车上(患者头部卧于大轮侧)	口述:请您双手交叉抱于胸前
	三人搬运法(适用于病情较轻,自己不能活动而体重又较重者) (1) 推平车至床尾,使平车大轮靠近床尾,与床尾成钝角,将车闸制动 (2) 护士甲、乙、丙站在床边同一侧,将患者双手交叉于胸前 (3) 甲一手臂托住患者头、颈、肩部,另一手臂托住胸背部,乙一手臂托住患者腰部,另一手臂托住臀部,丙一手臂托住患者膝部,另一手臂托住小腿部 (4) 三人同时抬起患者,使患者身体向护士倾斜,同时移步将患者放于平车上(患者头部卧于大轮侧)	口述:我协助您双手交叉抱于胸前
	四人搬运法(适用于颈椎、腰椎骨折患者或病情较重的患者) (1) 在患者臀下铺中单,将患者双手交叉于胸前 (2) 将平车紧靠床边,大轮靠床头,小轮靠床尾,将车闸制动 (3) 甲站在床头托住患者头、颈、肩,乙站于床尾托住患者的两腿,丙、丁分别站于病床及平车两侧,两人抓紧中单四角 (4) 四人同时用力抬起患者轻放于平车上	口述:我协助您双手交叉抱于胸前
	6. 协助患者在平车取舒适卧位,盖被包裹,先盖足部,然后两侧,露出头部,上层边缘向内折叠	口述:您这样躺着可以吗?我为您盖好被子
	7. 观察患者,确定无不适后,松开车闸,运送患者	注意:若有引流管、导尿管等管路的患者,应防止各种管路脱出,妥善固定各种管路并保持通畅

续　表

项目	操 作 标 准	沟通内容及注意事项
操作后	1. 再次核对患者信息	口述:请再说一下您的姓名
	2. 询问患者感觉,告知患者注意事项	口述:已经安全送到,您有什么不舒服吗?
	3. 协助患者取舒适体位	口述:您这样躺着舒服吗? 好的。感谢您的配合
	4. 整理用物,洗手,记录	

(2) 平车运送技术操作考核评分标准如表 1 - 10 所示。

表 1 - 10　平车运送技术操作考核评分标准

班级_____　　学号_____　　姓名_____　　成绩_____

项目	操 作 标 准	分值	评 分 标 准	扣分
基本要求5分	1. 衣帽整洁,符合要求	5	护士着装不整洁扣2分	
	2. 仪表大方,举止端庄			
	3. 语言亲切,态度和蔼			
操作前准备10分	1. 修剪指甲,洗手,戴口罩	3	1. 未洗手、戴口罩扣2分;洗手不规范扣1分	
	2. 双人核对医嘱无误	4	2. 未核对医嘱扣2分	
	3. 备齐并检查用物	3	3. 用物准备每少一项扣1分;用物检查漏一项扣1分	
操作过程70分	1. 携用物至患者床前,评估环境	2	1. 未评估环境扣2分	
	2. 核对解释,评估患者:病情、意识状态、伤口和管路情况、肢体活动情况、合作程度	6	2. 未核对扣2分;未做解释或解释不妥扣2分	
	3. 妥善固定好患者身上的各种导管、输液器等,协助患者穿好衣服	2	3. 导管安置不妥当扣2分	
	4. 检查固定病床,移开床旁椅,松开床尾盖被,移枕头	4	4. 未检查床扣2分;未移开床旁椅扣2分	

项目	操　作　标　准	分值	评　分　标　准	扣分
操作过程70分	5. 搬运患者			
	挪动法：嘱患者自行移至床边。将平车紧靠床边，大轮端靠床头，将车闸制动。协助患者按上半身、臀部、下肢的顺序依次向平车挪动	10	挪动法：大轮端未靠床头扣2分；未固定平车扣2分；挪动顺序错误扣5分；头部方向错误扣2分；平车摆放不正确扣2分	
	一人搬运法：推平车至床尾，大轮靠近床尾，与床尾成钝角，将车闸制动。护士一手托背部，另一手托大腿。嘱患者双臂交叉依附于护士颈后并双手用力握住。护士抱起患者移步转身，轻轻放在平车上	10	一人搬运法：大轮端不靠近床尾扣2分；平车位置不对扣5分；车闸未制动扣4分；护士站立位置错误扣2分；搬运患者手势错误扣6分；未指导患者扣4分	
	二人搬运法：推平车至床尾，大轮靠近床尾，与床尾成钝角，将车闸制动。护士甲、乙站在床边同侧，嘱患者双手交叉于胸前。甲一手臂托住患者头、颈、肩部，另一手臂托住腰部；乙一手臂托住患者臀部，另一手臂托住膝部。二人同时抬起患者，使患者身体向搬运者倾斜，同时移步将患者放于平车上	10	二人搬运法：大轮端不靠近床尾扣2分；平车位置不对扣5分；车闸未制动扣4分；护士站立位置不对扣2分；移动患者身体的方法不对扣3分；护士手托起患者身体部位不正确一处扣2分；两名护士动作不协调扣5分；搬运动作不规范一次扣2分	
	三人搬运法：推平车至床尾，大轮靠近床尾，与床尾成钝角，将车闸制动。护士甲、乙、丙站在床边同侧，将患者双手交叉于胸前。甲一手臂托住患者头、颈、肩部，另一手臂托住胸背部；乙一手臂托住患者腰部，另一手臂托住臀部；丙一手臂托住患者膝部，另一手臂托住小腿部。三人同时抬起患者，使患者身体向搬运者倾斜，同时移步将患者放于平车上	10	三人搬运法：大轮端不靠近床尾扣2分；平车位置不对扣5分；车闸未制动扣4分；护士站立位置不对扣2分；移动患者身体的方法不对扣3分；护士手托起患者身体部位不正确一处扣2分；三名护士动作不协调扣5分；搬运动作不规范一次扣2分	

项目	操 作 标 准	分值	评 分 标 准	扣分
操作过程70分	四人搬运法:在患者臀下铺中单,将患者双手交叉于胸前。将平车紧靠床边,大轮端靠床头,将车闸制动。甲站在床头托住患者头、颈、肩,乙站于床尾托住患者的两腿,丙、丁分别站于病床及平车两侧,抓紧中单四角。四人同时用力抬起患者轻放于平车上	10	四人搬运法:中单位置不正确扣4分;大轮端不在床头扣2分;平车位置不对扣2分;车闸未制动扣4分;护士站位不对一人扣2分;护士手托起患者身体部位不正确一处扣2分;四名护士动作不协调扣4分;搬运动作不规范一次扣2分	
	6. 协助患者在平车取舒适卧位,盖被包裹,先盖足部,然后两侧,露出头部,上层边缘向内折叠	3	6. 未取舒适卧位扣2分;患者不保暖扣2分;患者盖被不舒适扣2分	
	7. 观察患者,确定无不适后,松开车闸,运送患者	3	7. 未观察患者扣1分;未口述扣1分;推平车方法不正确扣1分	
操作后7分	1. 再次核对患者信息	3	1. 未核对扣2分;核对不规范扣1分	
	2. 询问患者感觉,告知患者注意事项	1	2. 未询问感受扣1分	
	3. 协助患者取舒适体位	1	3. 未调整卧位扣1分	
	4. 整理用物,洗手,记录	2	4. 未洗手记录扣2分	
整体评价8分	1. 熟练程度	2	1. 操作不熟练扣3分	
	2. 爱伤观念	2	2. 爱伤观念薄弱扣2分	
	3. 语言沟通表达能力、心理素质	2	3. 沟通不到位扣2分	
	4. 操作时间5分钟	2	4. 每超时1分钟扣1分	
总分		100		

思考题:

　　张某,男,35岁,在一次交通事故中受伤,颈部受到强烈撞击,自述颈部剧烈疼痛,无法转动头部,伴有手臂麻木。医生考虑颈椎损伤,决定让其行颈椎X线检查。请思考：

1. 该患者适合用哪种运送法？采用哪种搬运方法？

答：采用平车运送法；采用四人搬运法。

2. 在搬运患者过程中应该注意哪些问题？

答：搬运患者时动作轻稳一致；搬运过程中保持患者头部一直处于中立位；患者头卧于大轮端。

第二章

预防与控制医院感染

第一节 手卫生技术：一般洗手

情景： 手卫生是防控医院感染最简单、有效、方便、经济的措施，涉及整个诊疗环境和诊疗过程，所有医院均应对医务人员提供手卫生培训，提高手卫生依从性，确保洗手正确率。

（1）手卫生技术（一般洗手）操作流程如表2-1所示。

表2-1 手卫生技术（一般洗手）操作流程

项目	操作标准	沟通内容及注意事项
基本要求	1. 衣帽整洁，符合要求	口述：各位评委老师好，我是X号选手，现在进行手卫生技术操作，已准备完毕，请指示
	2. 仪表大方，举止端庄	
	3. 语言亲切，态度和蔼	
操作前准备	1. 修剪指甲，摘下手表	
	2. 备齐并检查用物：洗手设备、洗手液、擦手纸或小毛巾	口述：洗手液在有效期内，可以使用
	3. 环境评估	口述：环境干净、整洁、宽敞、明亮，温湿度适宜，适合操作
操作过程	1. 解开袖口，卷起衣袖	
	2. 用流动水湿润双手（用避免手部再污染的方式开关水龙头）	
	3. 取适量洗手液（用手侧面或背面按压），均匀涂抹至整个手掌、手背、手指和指缝	
	4. 七步洗手法 （1）掌心相对，五指并拢，相互揉搓	"七步洗手法"顺序记忆口诀：内、外、夹、弓、大、力、腕

项目	操　作　标　准	沟通内容及注意事项
操作过程	（2）手心对手背,沿指缝相互揉搓,两手交换进行 （3）掌心相对,双手交叉沿指缝相互揉搓 （4）弯曲手指使指关节在另一手掌心旋转揉搓,两手交换进行 （5）一手握住另一手拇指,旋转揉搓,两手交换进行 （6）将五个手指尖并拢在另一手掌心旋转揉搓,两手交换进行 （7）一手握住另一手手腕,回旋式揉擦,两手交换进行	注意：揉搓双手至少持续 15 秒
	5. 双手在流动水下彻底清洗（用避免手部再污染的方式开关水龙头）	
	6. 用擦手纸或小毛巾擦干双手	
操作后	1. 垃圾分类处理	
	2. 洗手范围正确	

（2）手卫生技术（一般洗手）操作考核评分标准如表 2-2 所示。

表 2-2　手卫生技术（一般洗手）操作考核评分标准

班级_____　　学号_____　　姓名_____　　成绩_____

项目	操　作　标　准	分值	评　分　标　准	扣分
基本要求 5分	1. 衣帽整洁,符合要求	5	1. 护士着装不整洁扣 2 分	
	2. 仪表大方,举止端庄			
	3. 语言亲切,态度和蔼			
操作前准备 10 分	1. 修剪指甲,摘下手表	3	1. 指甲不合格扣 1 分	
	2. 备齐并检查用物	4	2. 用物准备少一项扣 1 分	
	3. 评估环境	3	3. 环境未评估扣 2 分	
操作过程 70 分	1. 解开袖口,卷起衣袖	5	1. 沾湿衣服 1 处扣 2 分	
	2. 用流动水湿润双手	5	2. 使用水龙头的方法不对扣 3 分	

续　表

项目	操作标准	分值	评分标准	扣分
操作过程 70 分	3. 取适量洗手液均匀涂抹至整个手掌、手背、手指和指缝	5	3. 取洗手液方法不对扣 3 分；未均匀涂抹双手扣 2 分	
	4. 七步洗手法		4. 顺序不正确扣 10 分；揉搓时间不足 10～15 秒，扣 2 分；揉搓范围达不到 1 处扣 5 分	
	(1) 内：掌心相对，五指并拢，相互揉搓	5		
	(2) 外：手心对手背，沿指缝相互揉搓，两手交换进行	5		
	(3) 夹：掌心相对，双手交叉沿指缝相互揉搓	5		
	(4) 弓：弯曲手指使指关节在另一手掌心旋转揉搓，两手交换进行	8		
	(5) 大：一手握住另一手拇指，旋转揉搓，两手交换进行	5		
	(6) 立：将五个手指尖并拢在另一手掌心旋转揉搓，两手手交换进行	5		
	(7) 腕：一手握住另一手手腕，回旋式揉搓，两手交换进行	7		
	5. 双手在流动水下彻底清洗	5	5. 使用水龙头的方法不对扣 3 分；冲洗不彻底扣 2 分	
	6. 用擦手纸或小毛巾擦干双手	5	6. 取用擦手纸或小毛巾不正确扣 2 分	
操作后 5 分	用物分类处理	5	用物处理不正确扣 2 分	
整体评价 10 分	1. 熟练程度	3	1. 操作不熟练扣 3 分	
	2. 洗手效果	5	2. 洗手不彻底扣 5 分	
	3. 操作时间 30～60 秒	2	3. 每超时 1 秒扣 1 分	
总分		100		

思考题：

手术前,护士须刷手,请思考:

1. 外科刷手的顺序是什么?

答:用手刷沾洗手液刷洗 2 遍,顺序为"前臂-腕部-手背-手掌-手指-指缝-指甲"。

2. 刷手时应注意哪些问题?

答:每只手刷 30 秒,刷 2 遍,共刷 2 分钟;刷洗范围应超过被污染范围;刷洗时,身体应与洗手池保持一定距离。

第二节　无　菌　技　术

情景:患者,男,38 岁,因手臂烫伤 2 小时,入急诊换药室进行伤口换药,烫伤部位周围皮肤轻度红肿,烫伤局部皮肤破损,有少量脓性分泌物。医嘱予"换药,外涂烫伤膏"。护士按要求铺无菌换药盘。

(1) 无菌技术操作流程如表 2-3 所示。

表 2-3　无菌技术操作流程

项目	操　作　标　准	沟通内容及注意事项
基本要求	1. 衣帽整洁,符合要求	口述:各位评委老师好,我是 X 号选手,现在进行无菌技术操作,已准备完毕,请指示
	2. 仪表大方,举止端庄	
	3. 语言亲切,态度和蔼	
操作前准备	1. 修剪指甲,洗手,戴口罩	口述:手消毒液在有效期内,可以使用
	2. 备齐并检查用物 (1) 治疗车上层:清洁治疗盘(内置纱布 1 块)、无菌持物钳包、无菌治疗巾包、无菌手套 1 副、无菌储物槽(内放治疗碗 1 个、弯盘 1 个、镊子 1 把、止血钳 1 把)、无菌罐 2 个(分别盛无菌纱布块和无菌棉球)、无菌溶液、安尔碘、棉签、弯盘、启瓶器 (2) 治疗车下层:生活垃圾桶、医用垃圾桶	口述:根据无菌操作的种类准备合适的无菌物品。所有物品准备齐全,均在有效期内、包装完整、无潮湿,符合无菌要求,可以使用

续　表

项目	操 作 标 准	沟通内容及注意事项
操作过程	1.评估环境	口述：操作环境宽敞、明亮；操作台宽阔、干燥；操作前半小时内停止清扫、减少人员走动
	2.擦拭治疗盘。纱布"Z"字型擦拭后放入弯盘。将治疗盘放于合适位置	
	3.打开无菌持物钳包。将无菌持物钳包置于操作台上并打开，一手固定持物钳，取出持物钳罐置于操作台面上，包布外的化学指示胶带注明开启日期、时间贴在无菌持物钳筒上。包布置于治疗车下层	口述：无菌持物钳包，包布完整、无破损、无潮湿，化学指示胶带已变色，在有效期内，可以使用。化学指示卡已变色。有效期4小时
	4.打开无菌治疗巾包。将无菌治疗巾包置于操作台上，包绳缠绕手中藏于无菌包下，按顺序打开（外、右、左、内），无菌持物钳夹取一块治疗巾放入治疗盘，然后按原折痕（内、左、右、外）"一"字型包好包布。注明无菌包开启日期、时间。未用完的治疗巾包放于治疗车上层	口述：无菌治疗巾包，包布完整、无破损、无潮湿，化学指示胶带已变色，在有效期内，可以使用。化学指示卡已变色。有效期24小时
	5.铺无菌治疗巾。双手捏无菌治疗巾上层两角的外面，轻轻抖开，双折铺于治疗盘内，上层向远端呈扇形折叠成三折，开口向外	治疗巾叠法：横向对折后"S"型三折，纵向"S"型三折
	6.放置无菌物品。打开无菌储物槽，用无菌持物钳依次夹取治疗碗、镊子、止血钳、弯盘放于治疗巾内。用无菌持物钳分别夹取若干个棉球和纱布分别放于治疗碗和弯盘内。盖好无菌棉球罐和无菌纱布罐，标明开启日期、时间	口述：无菌储物槽，密闭良好，化学指示胶带已变色，在有效期内，可以使用。化学指示卡已变色。无菌棉球罐，密闭良好，化学指示胶带已变色，在有效期内，可以使用。无菌纱布罐，密闭良好，化学指示胶带已变色，在有效期内，可以使用。有效期24小时
	7.倒取无菌溶液。用启瓶器撬开瓶盖，棉签蘸取安尔碘消毒瓶口2遍，待干，消毒左手食指和拇指，开盖，盖子内面朝上，右手握住瓶签面，旋转倒出少量液体于弯盘内冲洗瓶口，后倒入治疗碗中，立即盖上瓶盖。注明溶液开启日期、时间	口述：无菌棉签，已开启，在有效期内，可以使用。安尔碘，已开启，在有效期内，可以使用。无菌溶液，瓶口无松动，瓶身瓶底无裂痕，对光检查无混浊、沉淀、絮状物，在有效期内，可以使用。有效期24小时，24小时后剩余溶液只做清洁用
	8.整理盖巾。用无菌持物钳整理无菌治疗巾内物品，拉平上层折叠层，将无菌巾边缘对齐盖	口述：无菌换药盘，有效期4小时，一套无菌物品仅供一位患者使用

续　表

项目	操　作　标　准	沟通内容及注意事项
操作过程	好,将开口处向上翻折两次,两侧边缘向下翻折一次。注明铺盘名称、日期及时间	
	9. 携无菌盘至患者身旁,核对床号姓名,洗手,打开无菌包	
	10. 戴手套:打开手套,外包装置于治疗车下层,取出内包装平放于操作台面上,沿对折展开,双手捏反折部将包装纸向外展开,右手将右侧手套翻盖到左侧手套上,持手套的翻折部分(手套内面)取出手套,左手对准五指戴上。再用戴好无菌手套的手插入另一手套翻折内面(手套外面),将右手手套戴好。双手调整手套位置,将手套的翻边扣套在工作服衣袖外面。双手对合交叉检查是否漏气	口述:一次性医用手套,包装完好,挤压无漏气,大小合适,在有效期内,可以使用 注意: (1) 手不可触及手套外面,手套外面不可触及内面及手 (2) 确认手套无漏气
	11. 为患者换药,换药结束后脱手套。右手捏住左手手套腕部外面,翻转脱至手指,露出拇指,右手抓住脱下部分,再以脱下手套的拇指插入右手手套内,将其翻转脱下。弃于医疗垃圾桶内	
操作后	1. 整理用物,洗手,脱口罩	

（2）无菌技术操作考核评分标准如表 2-4 所示。

表 2-4　无菌技术操作考核评分标准

班级_____　　学号_____　　姓名_____　　成绩_____

项目	操　作　标　准	分值	评　分　标　准	扣分
基本要求 5分	1. 衣帽整洁,符合要求	5	护士着装不整洁扣2分	
	2. 仪表大方,举止端庄			
	3. 语言亲切,态度和蔼			
操作前准备 10分	1. 修剪指甲,洗手,戴口罩	5	1. 未洗手、戴口罩扣2分;洗手不规范扣1分	
	2. 备齐并检查用物	5	2. 用物准备每少一项扣1分;用物检查不规范每项扣1分	

项目	操 作 标 准	分值	评 分 标 准	扣分
操作过程70分	1. 评估环境	3	1. 环境未评估扣 2 分;少评估 1 项扣 1 分	
	2. 擦拭治疗盘。将治疗盘放于合适位置	2	2. 擦盘不规范扣 1 分	
	3. 打开无菌钳包。检查并取出持物钳罐置于操作台面上,注明开启日期、时间贴在无菌持物钳筒上。包布置于治疗车下层	10	3. 检查方法不正确或缺项,每项扣 1 分;开包方法不正确扣 2 分;未注明开包时间扣 1 分;未口述有效期或口述错误扣 1 分;罐口未及时关闭或打开,每次扣 1 分;污染、跨越无菌区,每次扣 1 分;持物钳触及容器口,每次扣 1 分;持物钳末端未朝下,每次扣 1 分;持物钳放回后未松开轴节,每次扣 1 分	
	4. 打开无菌治疗巾包。将无菌巾包置于操作台上,按顺序打开,用无菌持物钳夹取一块治疗巾放入治疗盘,然后按原折痕折"一"字型包好包布。注明无菌包开启日期、时间。未用完的治疗巾包放于治疗车上层	10	4. 检查方法不正确或缺项,每项扣 1 分;开包方法不正确扣 2 分;未注明开包时间扣 1 分;未口述有效期或口述错误扣 1 分;跨越无菌区,每次扣 1 分;用后未按原折痕折包扣 1 分;打开包布时手触及包布内面,每次扣 1 分	
	5. 铺无菌治疗巾。展开治疗巾双折铺于治疗盘内,上层向远端呈扇形折叠,开口向外	10	5. 铺巾方法不正确扣 2 分;跨越、碰触无菌区,每次扣 1 分	
	6. 放置无菌物品。打开无菌储物槽,用无菌持物钳依次夹取治疗碗、弯盘、镊子、止血钳放于巾内。用无菌持物钳分别夹取数个棉球和纱布放于治疗碗和弯盘内。盖好无菌棉球罐和无菌纱布罐,标明开启日期、时间	15	6. 检查方法不正确或缺项,每项扣 1 分;打开容器方法不正确扣 2 分;未注明开启时间 1 分;未口述有效期或口述错误扣 1 分;未盖严容器扣 2 分;手持无菌容器时,未托住容器底部每次扣 1 分;取出的物品放回容器内每次扣 1 分;手指触及容器边缘或内面,每次扣 1 分;跨越无菌区,每次扣 1 分	

项目	操　作　标　准	分值	评　分　标　准	扣分
操作过程70分	7. 倒取无菌溶液。用启瓶器撬开瓶盖,棉签蘸取安尔碘消毒瓶口2遍,待干,消毒左手食指和拇指,开盖,右手握住瓶签面旋转冲洗瓶口于弯盘内,后倒入治疗碗中,立即盖上瓶盖。注明溶液开启日期、时间(需口述)	10	7. 检查方法不正确或缺项,每项扣1分;开、盖瓶盖方法不正确扣2分;倒溶液方法不正确扣2分;未注明开启时间扣1分;未口述有效期或口述错误扣1分;跨越无菌区,每次扣1分	
	8. 整理盖巾。用无菌持物钳整理治疗巾内物品,将治疗巾边缘对齐拉平盖好,将开口处向上翻折两次,两侧边缘向下翻折一次。注明铺盘名称、日期及时间(需口述)	5	8. 未整理物品扣1分;污染无菌巾内面每次扣1分;折叠方式错误扣2分;跨越无菌区每次扣1分;未注明铺盘时间扣1分;有效期错误扣1分;未口述用途扣1分	
	9. 携无菌盘至患者身旁,核对床号姓名,洗手,打开无菌包	2	9. 未洗手扣2分	
	10. 戴手套。打开手套,外包装置于治疗车下层,取内包装,对折展开平放于操作台面上打开无菌手套,右手取出手套,左手对准五指戴上。再用左手四指插入右手手套翻折内面,将手套戴好。将手套的翻边扣套在工作服衣袖外面。双手对合交叉检查	5	10. 手套检查方法不正确或缺项,每项扣1分;手套内面污染,每次扣1分;戴手套错误扣2分;未检查漏气扣1分;戴好手套的手未保持在腰部以上扣2分	
	11. 为患者换药,换药结束后脱手套。右手捏住左手手套腕部外面,翻转脱至手指,露出拇指,右手抓住脱下部分,再以脱下手套的拇指插入右手手套内,将其往下翻转脱下。弃于医疗垃圾桶内	3	11. 脱手套错误扣2分;污染的手套触及手部,每次扣1分	
操作后5分	整理用物,洗手,脱口罩	5	未整理用物扣2分;用物分类不正确每项扣1分;洗手不规范扣2分	

续　表

项目	操　作　标　准	分值	评　分　标　准	扣分
整体评价 10分	1. 熟练程度	3	1. 操作不熟练扣3分	
	2. 无菌观念	5	2. 无菌观念薄弱扣5分	
	3. 操作时间10分钟	2	3. 每超时1分钟扣1分	
总分		100		

思考题：

患者刘某,女性,因尿路感染入院,医嘱给予留取无菌中段尿做尿培养,护士为其准备一个无菌导尿盘。请思考：

1. 铺无菌导尿盘需要准备哪些用物？

答：清洁治疗盘(内置纱布1块)、无菌持物钳包、无菌治疗巾包、无菌手套1副、无菌储物槽(内放治疗碗1个、弯盘1个、镊子1把、止血钳1把、导尿管1根)、无菌罐2个(分别盛无菌纱布块和无菌棉球)、碘伏溶液、棉签、弯盘。

2. 在铺盘操作过程中应注意哪些问题？

答：操作中护士不可面对无菌区谈笑、咳嗽、打喷嚏;手臂须保持在操作台面以上;不可跨越无菌区;取用物品须用无菌持物钳;物品一经取出不可放回。

第三节　隔离技术：穿脱隔离衣

情景: 感染性疾病科今天收治一名甲型 H_1N_1 患者,小李作为其责任护士,将为其进行入院护理。

(1) 穿脱隔离衣技术操作流程如表2-5所示。

表 2-5　穿脱隔离衣技术操作流程

项目	操　作　标　准	沟通内容及注意事项
基本要求	1. 衣帽整洁,符合要求	口述：各位评委老师好,我是X号选手,现在进行穿脱隔离衣技术操作,已准备完毕,请指示
	2. 仪表大方,举止端庄	
	3. 语言亲切,态度和蔼	

项目	操　作　标　准	沟通内容及注意事项
操作前准备	1. 修剪指甲,取下腕表,挽袖过肘,洗手,戴口罩、戴帽子	口述:手消毒液在有效期内,可以使用
	2. 备齐并检查用物:隔离衣、挂衣架、速干手消毒液、大铁夹	口述:半污染区,隔离衣完好,无破损、无潮湿、大小合适
操　作　过　程	1. 评估环境	口述:操作环境干净、整洁、宽敞、明亮,温湿度适宜,适合操作
	2. 穿隔离衣 (1) 手持衣领取下隔离衣,对齐肩缝,露出肩袖内口 (2) 右手持衣领,左手伸入衣袖,举手抖袖,右手拉衣领,露出左手 (3) 换左手持衣领,右手伸入袖内,举手抖袖,露出右手 (4) 双手由领子中央顺着领子边缘向后将领扣扣好(领带系好) (5) 系好袖口(手勿触及袖子内面) (6) 双手分别在腰下 5 cm 处将隔离衣两边向前提起,置于左手中,右手逐步捏起隔离衣交到左手直至找到隔离衣右侧边缘,同法找到隔离衣左侧边缘,用手指横捏住边缘至背后对齐,宽余部分向一侧折叠,一手按住折叠处,另一手松解腰带,拉至背后交叉,回到前面打一活结	"穿脱隔离衣"顺序记忆口诀: 手持衣领穿左手,再穿右手齐上抖 系好衣领扎袖口,折襟系腰半曲肘 松开腰带解袖口,反折拉袖消毒手 解开领口脱衣袖,对好衣领挂衣钩 注意:穿脱隔离衣时保持头部抬高,确保口罩外面不触及衣领
	3. 洗手,戴手套,进污染区进行操作	
	4. 出污染区,脱手套	
	5. 脱隔离衣 (1) 解开腰带,在前面打一活结 (2) 解开袖口(手勿触及袖子内面),将衣袖塞于工作服袖下,露出双手 (3) 使用速干手消毒液消毒双手 (4) 双手由领子中央顺着领子边缘向后解开领扣(领带) (5) 右手伸入左袖内面拉下袖子超过手,反折衣袖包住左手,然后用衣袖遮盖的左手捏住右袖外面,将右袖拉下,将双手退出至	

续　表

项目	操　作　标　准	沟通内容及注意事项
操作过程	肩缝处,两手在袖内将肩缝对齐,左手向右手翻转将隔离衣左侧搭在右侧上,整理对齐衣领 (6)双手持衣领,将隔离衣清洁面向外挂于衣架上备用	
操作后	洗手,脱口罩	

(2)穿脱隔离衣技术操作考核评分标准如表2-6所示。

表2-6　穿脱隔离衣技术操作考核评分标准

班级_____　　学号_____　　姓名_____　　成绩_____

项目	操　作　标　准	分值	评　分　标　准	扣分
基本要求5分	1. 衣帽整洁,符合要求 2. 仪表大方,举止端庄 3. 语言亲切,态度和蔼	5	护士着装不整洁扣2分	
操作前准备10分	1. 修剪指甲,取下腕表,挽袖过肘,洗手,戴口罩、戴帽子	5	1. 未洗手、戴口罩、戴帽子扣2分;洗手不规范扣1分;手表未取下扣1分;未挽袖过肘扣2分	
	2. 备齐并检查用物	5	2. 用物准备每少一项扣1分;用物检查不规范每项扣1分;隔离衣挂放不恰当扣2分	
操作过程70分	1. 评估环境	3	1. 环境未评估扣2分	
	2. 穿隔离衣		2. 污染隔离衣清洁面,每次扣2分;穿衣顺序错误扣5分;隔离衣后侧边缘未对齐扣2分;隔离衣后侧折叠处松散扣2分;系腰带方法不正确扣3分;腰带未打结或未打活结扣2分;腰带触及地面扣1分;手触及隔离衣内面每次扣1分;每低头一次扣1分	
	(1)手持衣领取下隔离衣,对齐肩缝,露出肩袖内口	5		
	(2)右手持衣领,左手伸入衣袖,举手抖袖,右手拉衣领,露出左手	5		

项目	操　作　标　准	分值	评　分　标　准	扣分
操作过程70分	（3）换左手持衣领,右手伸入袖内,举手抖袖,露出右手	5		
	（4）双手由领子中央顺着领子边缘向后将领扣扣好	5		
	（5）系好袖口	5		
	（6）双手提起隔离衣两边,找到隔离衣左右侧边缘,用手指横捏住边缘至背后对齐反折,松解腰带,拉至背后交叉,回到前面打一活结	10		
	3. 洗手,戴手套,进污染区进行操作	1	3. 未口述扣1分	
	4. 出污染区,脱手套	1	4. 未口述扣1分	
	5. 脱隔离衣			
	（1）解开腰带,在前面打一活结	5		
	（2）解开袖口,将衣袖塞于工作服袖下,露出双手	5		
	（3）使用速干手消毒液消毒双手	3	5. 腰带未打活结扣3分;每污染一次扣2分;未消毒手扣2分;消毒时间不够扣1分;脱衣顺序错误扣5分;上挂隔离衣不规范扣3分;口述不全,每缺一项扣1分	
	（4）双手由领子中央顺着领子边缘向后解开领扣(领带)	5		
	（5）拉下左侧袖子并反折,左手捏住右袖外面,将右袖拉下,双手退至肩缝对齐,左手向右手翻转将隔离衣左侧搭在右侧上,整理对齐衣领	7		
	（6）双手持衣领,将隔离衣清洁面向外挂于衣架上备用	5		
操作后5分	洗手,脱口罩	5	未洗手、脱口罩扣2分;洗手不规范扣2分	

续　表

项目	操　作　标　准	分值	评　分　标　准	扣分
整体评价 10 分	1. 熟练程度	3	1. 操作不熟练扣 3 分	
	2. 无菌观念	5	2. 无菌观念薄弱扣 5 分	
	3. 操作时间 5 分钟	2	3. 每超时 1 分钟扣 1 分	
总分		100		

思考题：

患者胡某，男，45 岁，因"高空坠落 1 小时"收入 ICU，诊断为"多发伤，失血性休克，脾破裂，右侧多发肋骨骨骼，左胫骨骨折"，经过一段时间治疗，患者突然发热，体温 39.5 ℃，经检查存在多重耐药菌感染。请思考：

1. 该患者需采取何种措施进行隔离？悬挂各种标识牌？

答：接触传播的隔离。使用蓝色隔离标识牌。

2. 护士应如何做好防护？

答：护士进入病室前须戴好口罩、帽子、穿隔离衣；接触患者血液、体液、分泌物、排泄物等须戴手套。

第三章

患者的清洁卫生

第一节 口腔护理：特殊口腔护理技术

情景：患者,女,40岁,因"慢性支气管炎急性发作"入院,入院后给予氨苄青霉素、氧氟沙星等药物治疗2周。近日来患者精神差,食欲不振,检查发现患者口唇干燥,口腔黏膜干燥、潮红,医嘱予"口腔护理bid"。

(1) 特殊口腔护理技术操作流程如表3-1所示。

表3-1 特殊口腔护理技术操作流程

项目	操 作 标 准	沟通内容及注意事项
基本要求	1. 衣帽整洁,符合要求	口述:各位评委老师好,我是X号选手,现在进行特殊口腔护理技术操作,已准备完毕,请指示
	2. 仪表大方,举止端庄	
	3. 语言亲切,态度和蔼	
操作前准备	1. 修剪指甲,洗手,戴口罩	口述:手消毒液在有效期内,可以使用
	2. 双人核对医嘱	口述:请您帮我核对一下医嘱,X床XX,住院号XXX,口腔护理bid,医嘱核对无误
	3. 备齐并检查用物: (1) 治疗车上层:治疗盘内放治疗碗(内盛无菌棉球约16个、弯止血钳1把、镊子1把)、杯子(内盛温水)、压舌板1个、吸水管、棉签、一次性治疗巾,必要时备开口器。治疗盘外放执行单、弯盘、速干手消毒液、手电筒、漱口溶液 (2) 治疗车下层:生活垃圾桶、医用垃圾桶	口述:所有物品准备齐全
	4. 检查漱口液,倒漱口液于治疗碗内,将棉球浸湿,清点棉球数量	口述:棉球16个

项目	操　作　标　准	沟通内容及注意事项
操作过程	1. 携用物至患者床前,评估环境	口述:环境干净、整洁、宽敞、明亮,温湿度适宜,适合操作
	2. 核对解释,评估患者 (1) 持执行单核对床头卡(床尾卡)和腕带信息 (2) 解释、评估患者,手电筒观察口腔情况	口述: (1) 我是您的责任护士,请问您叫什么名字? 我核对一下您的腕带信息 (2) 您现在感觉怎么样? 根据您的病情,我来为您进行特殊口腔护理,这是为了保持您口腔的清洁、湿润,预防感染。口腔护理就像您平时刷牙一样,用浸有漱口液的棉球为您擦洗牙齿和口腔,请您配合我好吗? (3) 我先检查一下您的口腔情况,口唇无干裂,请您张一下嘴。口腔黏膜完整无破损、无溃疡、无出血、口腔黏膜潮红,无活动性义齿。若有活动义齿取下放于冷水杯中
	3. 协助患者取舒适卧位,头偏向护士侧	口述:您这样躺着舒服吗? 请您将头偏向我这一侧
	4. 铺治疗巾于颌下,弯盘置于口角旁	
	5. 协助患者温水漱口,纱布擦拭嘴角,夹取棉球,拧至不滴水,湿润口唇	口述:请您漱口,吐到弯盘里。若为昏迷者,严禁漱口
	6. 嘱患者咬合上下齿,用左手持压舌板撑开左侧颊部,右手夹棉球擦洗上下牙齿的左外侧面,由内齿向门齿纵向擦洗,同法擦洗上下牙齿右外侧面	口述:我现在要为您擦拭牙齿了,请您张开嘴巴,咬合牙齿
	7. 嘱患者张开上下齿,依次擦洗牙齿左上内侧面、左上咬合面、左下内侧面、左下咬合面,弧形擦洗左侧颊部	口述:牙齿外面我为您擦完了,现在请您张开上下齿,为您擦洗内面和咬合面
	8. 同法擦洗另一侧	
	9. 由内向外横向擦洗硬腭、舌面及舌下	注意:勿触及咽喉,以免引起恶心
	10. 擦洗完毕,清点棉球数量 擦拭顺序:口唇-左外侧面-右外侧面-左上内侧面-左上咬合面-左下内侧面-左下咬合面-左侧颊部-右上内侧面-右上咬合面-右下内侧面-右下咬合面-右侧颊部-硬腭-舌面-舌下	口述:应有棉球 16 个

项目	操　作　标　准	沟通内容及注意事项
操作过程	11. 协助患者漱口,擦净口腔周围	口述:请您再漱一下口,吐到弯盘里
	12. 再次检查口腔情况	口述:我再看一下您的口腔情况,若有溃疡,遵医嘱给予适当药物;若有口唇干裂,涂润唇膏或石蜡油
	13. 撤去弯盘及治疗巾	
操作后	1. 再次核对患者信息	口述:请再说一下您的姓名
	2. 询问患者感觉,告知患者注意事项	口述:口腔护理已经完成了,您现在感觉怎么样? 如果您有不适,呼叫器放在枕边,有事请按铃,我也会经常过来看您的
	3. 协助患者取舒适体位,整理床单位	口述:您这样躺着舒服吗? 好的。感谢您的配合
	4. 整理用物,洗手,记录	

（2）特殊口腔护理技术操作考核评分标准如表3-2所示。

表 3-2　特殊口腔护理技术操作考核评分标准

班级_____　　　学号_____　　　姓名_____　　　成绩_____

项目	操　作　标　准	分值	评　分　标　准	扣分
基本要求5分	1. 衣帽整洁,符合要求	5	护士着装不整洁扣2分	
	2. 仪表大方,举止端庄			
	3. 语言亲切,态度和蔼			
操作前准备10分	1. 修剪指甲,洗手,戴口罩	3	1. 未洗手、戴口罩扣2分;洗手不规范扣1分	
	2. 双人核对医嘱无误	2	2. 未核对医嘱扣2分	
	3. 备齐并检查用物	3	3. 用物准备每少一项扣1分	
	4. 倒漱口液、清单棉球数目	2	4. 未清点棉球扣2分	

续　表

项目	操作标准	分值	评分标准	扣分
操作过程70分	1. 携用物至患者床前,评估环境	2	1. 环境未评估扣2分;评估地点错误扣1分	
	2. 核对解释,评估:病情、意识状态、配合程度;口腔情况、有无活动性义齿。若有活动义齿,取下放于冷水杯中	5	2. 核对不准确扣1分;少评估1项扣1分	
	3. 患者体位舒适,协助患者头偏向护士侧	4	3. 未调整卧位扣1分,头未偏向一侧扣1分	
	4. 铺巾置盘	4	4. 未铺巾、置盘各扣2分	
	5. 协助清醒患者漱口(口述:昏迷者严禁漱口),夹取棉球湿润口唇	5	5. 未湿润口唇扣2分;未漱口扣1分;未口述扣1分	
	6. 擦洗上下牙齿左外侧面,同法擦洗上下牙齿右外侧面	8	6. 未使用压舌板扣2分;压舌板使用错误扣1分;擦洗位置不对扣2分;擦洗手法不对扣2分	
	7. 嘱患者张开上下齿,擦洗牙齿左上内侧面、左上咬合面、左下内侧面、左下咬合面,擦洗左侧颊部	10	7. 擦洗位置不对扣2分;擦洗手法不对扣2分;擦洗部位每缺一部位扣1分,顺序错误扣5分;液体过多扣2分	
	8. 同法擦洗另一侧	10	8. 擦洗位置不对扣2分;擦洗手法不对扣2分;擦洗部位每缺一部位扣1分,顺序错误扣5分;液体过多扣2分	
	9. 擦洗硬腭、舌面、舌下(口述:勿触及咽喉,以免引起恶心)	10	9. 擦洗位置不对扣2分;擦洗手法不对扣2分;擦洗部位每缺一部位扣1分,顺序错误扣5分;液体过多扣2分;未口述扣1分	
	10. 擦洗完毕,清点棉球数量	2	10. 未清点棉球扣2分	
	11. 协助患者漱口,擦净口腔周围	4	11. 未漱口扣1分;未擦口角扣1分	

项目	操 作 标 准	分值	评 分 标 准	扣分
操作过程70分	12. 再次检查口腔情况,口述异常情况的处理方法	4	12. 未检查口腔情况扣2分;未口述扣2分	
	13. 撤去弯盘及治疗巾	2	13. 未撤用物扣2分,用物放置位置错误扣1分	
操作后7分	1. 再次核对患者信息	2	1. 未核对扣2分;核对不规范扣1分	
	2. 询问患者感觉,告知患者注意事项	1	2. 未告知注意事项扣1分;告知不全每少一项扣1分	
	3. 协助患者取舒适体位,整理床单位	2	3. 未调整卧位扣1分;未整理床单位扣1分	
	4. 整理用物,洗手,记录	2	4. 未整理用物扣2分;用物分类不正确每项扣1分;未记录扣1分	
整体评价8分	1. 熟练程度	2	1. 操作不熟练扣3分	
	2. 爱伤观念	2	2. 爱伤观念薄弱扣2分	
	3. 语言沟通表达能力、心理素质	2	3. 沟通不到位扣2分	
	4. 操作时间5分钟	2	4. 每超时1分钟扣1分	
总分		100		

思考题:

患者,男,78岁,因脑出血昏迷入院。入院后护士发现患者口腔内有少量分泌物,牙龈轻度红肿,舌苔厚腻,遵医嘱给予特殊口腔护理。请思考:

1. 护士为该患者进行口腔护理应注意什么问题?

答:不能为该患者漱口;患者昏迷不能张口,需用开口器从患者的白齿处放入,协助其开口;擦洗时棉球不宜过湿;每次夹1个棉球进行擦洗;擦洗前后注意清点棉球数目。

2. 患者在住院期间持续抗生素治疗,发现口腔内有一白色乳凝状斑块,用棉签难以拭去。患者发生了何种情况?护士应为其选择何种漱口液?

答：患者因长期使用抗生素，发生了真菌感染；护士应选用1％～4％碳酸氢钠溶液为患者擦拭。

第二节　皮肤护理：床上擦浴技术

情景：张某，女，65岁，脑卒中患者，目前病情比较稳定，意识清楚，左侧肢体活动能力受限，无法下床活动。今晨护士查房时发现，患者浑身挠抓，表情不自然，自诉因长时间未洗澡，皮肤瘙痒。医嘱予"床上擦浴"。

（1）床上擦浴技术操作流程如表3－3所示。

表3－3　床上擦浴技术操作流程

项目	操作标准	沟通内容及注意事项
基本要求	1. 衣帽整洁，符合要求 2. 仪表大方，举止端庄 3. 语言亲切，态度和蔼	口述：各位评委老师好，我是X号选手，现在进行床上擦浴技术操作，已准备完毕，请指示
操作前准备	1. 修剪指甲，洗手，戴口罩	口述：手消毒液在有效期内，可以使用
	2. 双人核对医嘱	口述：请您帮我核对一下医嘱，X床XX，住院号XXX，床上擦浴，医嘱核对无误
	3. 备齐并检查用物 （1）治疗车上层：浴巾2条、小毛巾3条、沐浴液、50％乙醇、棉签、梳子、松节油、液状石蜡、胶布、小剪刀、护肤品（润肤剂、爽身粉）、水温计、弯盘、速干手消毒液、清洁衣裤，必要时备被服 （2）治疗车下层：水壶1个（盛50～52℃热水）、水桶1个（盛污水）、脸盆3个、便盆或尿壶、生活垃圾桶、医用垃圾桶	口述：所有物品准备齐全
操作过程	1. 携用物至患者床前，评估环境	口述：环境干净、整洁、宽敞、明亮，温湿度适宜，适合操作
	2. 核对解释，评估患者 （1）持执行单核对床头卡（床尾卡）和腕带信息	口述： （1）我是您的责任护士，请问您叫什么名字？我核对一下您的腕带信息

续　表

项目	操　作　标　准	沟通内容及注意事项
操　作　过　程	（2）解释、评估患者	（2）您现在感觉怎么样？由于您无法自行洗澡，为了让您的身体更干净、舒服，睡得更香，我将在床上给您擦擦身子，希望您配合。我先查看一下您的皮肤情况，皮肤完好，无破损、无皮疹、水疱、无伤口，左侧肢体活动受限。请问您需要去卫生间吗？
	3．关闭门窗，围帘遮挡，调节室温	口述：房间的温度刚刚好，我在擦的过程中也会时刻注意帮您保暖的。我把围帘拉好了，您就不用担心了。如果擦的过程中有任何不舒服，您可以举手示意我
	4．协助患者取仰卧位，松开床尾盖被，并将身体移向床沿，尽量靠近护士	口述：您这样躺着舒服吗？我帮您一起向我靠近一些
	5．脸盆置于床旁椅，倒 2/3 满热水，测水温	口述：水温 51 ℃
	6．将一条浴巾铺于患者枕上，另一条盖于患者胸部。将小毛巾彻底浸湿，拧至不滴水为宜，包裹于手上	
	7．为患者洗脸及颈部 （1）擦洗眼部：由内眦至外眦，洗完一侧再洗另一侧 （2）擦洗脸、鼻、颈部：从一侧前额、颊部经鼻翼、耳后、下颌直到颈部。同法擦洗另一侧	口述：我现在为您擦洗面颈部。这个水温可以吗？
	8．协助患者脱去右侧肢体上衣，将衣服塞于患者身下。将浴巾的 1/3 铺在患者右侧手臂下面。打开盖被，折于患者远侧端并盖住胸部（擦洗过程中注意保暖）	口述：我要为您擦洗上身了，请您配合我脱下上衣
	9．浸湿毛巾，涂上浴液，由远心端向近心端擦洗上肢，将患者手臂高举过头擦洗腋下，冲洗毛巾擦净浴液，再用大浴巾擦干	
	10．给患者洗手，根据情况修剪指甲，撤浴巾	
	11．根据需要换水，检测水温。铺大浴巾于患者胸腹部，按同样的方法擦胸、腹部，擦洗过程中保持浴巾盖于患者胸腹部，腹部以脐为中心，顺结肠走向擦洗	口述：我要为您擦洗胸腹部了，这个水温可以吗？根据需要用松节油清洁脐部

项目	操　作　标　准	沟通内容及注意事项
操作过程	12. 转至患者左侧,换水,脱去患者上衣,同法擦洗左侧上肢(脱衣顺序:先健侧再患侧,先近侧再远侧)	
	13. 协助患者侧卧,背向护士,将大浴巾1/3置于患者身下,将盖被打开,自颈部擦洗全背至臀部	口述:请您配合我翻身侧卧
	14. 用50%乙醇按摩骨隆突部位,撤大浴巾	
	15. 协助患者仰卧,穿上清洁上衣(穿衣顺序:先患侧再健侧,先远侧再近侧)	
	16. 换水并调好水温,协助患者脱左侧裤子,将大浴巾铺于左下肢,从踝部、膝关节、大腿擦至腹股沟	口述:我现在要为您擦洗下肢了,请您配合我脱下裤子
	17. 再转至患者右侧,脱右侧裤子,铺大浴巾,同法擦洗右侧下肢	
	18. 更换毛巾,换盆并将盆移于足下,盆下铺好浴巾,泡洗双足,擦干,根据情况修剪指甲	口述:我再为您洗洗脚
	19. 换盆及毛巾,将浴巾铺于臀下,擦洗会阴部、臀部,换清洁裤子(擦拭顺序:面颈部-双上肢-胸腹部-背部-双下肢-足部-会阴部)	口述:最后再为您擦洗会阴部
	20. 协助患者梳发。拉开围帘	
操作后	1. 再次核对患者信息	口述:请再说一下您的姓名
	2. 询问患者感觉,告知患者注意事项	口述:床上擦浴已经为您做完了,您现在感觉怎么样? 如果您有不适,呼叫器放在枕边,有事请按铃,我也会经常过来看您的
	3. 协助患者取舒适体位,整理床单位	口述:您这样躺着舒服吗? 好的。感谢您的配合
	4. 整理用物,洗手,记录	

（2）床上擦浴技术操作考核评分标准如表 3 - 4 所示。

表 3 - 4　床上擦浴技术操作考核评分标准

班级_____　　学号_____　　姓名_____　　成绩_____

项目	操作标准	分值	评分标准	扣分
基本要求 5 分	1. 衣帽整洁,符合要求 2. 仪表大方,举止端庄 3. 语言亲切,态度和蔼	5	护士着装不整洁扣 2 分	
操作前准备 10 分	1. 修剪指甲,洗手,戴口罩	3	1. 未洗手、戴口罩扣 2 分；洗手不规范扣 1 分	
	2. 双人核对医嘱无误	2	2. 未核对医嘱扣 2 分	
	3. 备齐并检查用物	5	3. 用物准备每少一项扣 1 分；未检查热水袋、冰袋各扣 1 分	
操作过程 70 分	1. 携用物至患者床前,评估环境	2	1. 环境未评估扣 2 分；评估地点错误扣 1 分	
	2. 核对解释,评估患者:病情、意识状态、配合程度;皮肤、伤口、肢体活动度	5	2. 核对不准确扣 1 分；少评估 1 项扣 1 分	
	3. 关闭门窗,围帘遮挡,调节室温	2	3. 未关闭门窗、围帘遮挡扣 2 分	
	4. 协助患者取仰卧位,使患者靠近护士侧	3	4. 未调整卧位扣 2 分	
	5. 脸盆置于床旁椅,倒热水至2/3满,测水温	2	5. 水温不合适扣 2 分	
	6. 将一条浴巾铺于患者枕上,另一条盖于患者胸部。将小毛巾彻底浸湿,拧至不滴水为宜,包裹于手上	3	6. 铺浴巾方法不正确一次扣 1 分；小毛巾未拧干扣 2 分	
	7. 为患者洗脸及颈部		7. 擦拭眼部方法不正确扣 1 分；擦脸顺序不正确扣 1 分	
	（1）擦洗眼部：由内眦至外眦,擦完一侧再擦另一侧	1		

项目	操 作 标 准	分值	评 分 标 准	扣分
操作过程70分	（2）擦洗脸、鼻、颈部：从前额、颊部、鼻翼、耳后、下颌直到颈部。同法擦洗另一侧	1		
	8. 协助患者脱去右侧肢体上衣，将衣服塞于患者身下。将浴巾的1/3铺在患者右侧手臂下。打开盖被，折于患者远侧端并盖住胸部	5	8. 脱衣方式不正确扣2分；铺浴巾部位不正确扣2分	
	9. 浸湿毛巾，涂上浴液，由远心端向近心端擦洗上肢，将患者手臂高举过头擦洗腋下，冲洗毛巾并擦净浴液，再用大浴巾擦干	5	9. 擦拭方法错误扣2分；擦拭顺序错误扣2分	
	10. 给患者洗手，根据情况修剪指甲，撤浴巾	1	10. 未洗手扣1分	
	11. 根据需要换水，检测水温。铺大浴巾于患者胸腹部，按同样方法擦胸、腹部	5	11. 未测水温扣1分，擦拭方法错误扣2分；擦拭顺序错误扣2分；擦拭过程中未询问患者感受扣1分	
	12. 转至患者左侧，换水，脱去患者上衣，擦洗左侧上肢	5	12. 擦拭方法错误扣2分；擦拭顺序错误扣2分	
	13. 协助患者侧卧，背向护士，将大浴巾1/3置于患者身下，将盖被打开，自颈部擦洗全背至臀部	5	13. 擦拭方法错误扣2分；擦拭顺序错误扣2分	
	14. 用50％乙醇按摩骨隆突部位，撤大浴巾	5	14. 未按摩扣2分	
	15. 协助患者仰卧，穿上清洁上衣（先穿患侧，再穿健侧）	5	15. 穿上衣方法不正确扣2分；穿衣顺序不正确扣2分	
	16. 换水并调好水温，协助患者脱左侧裤子，将大浴巾铺于左下肢，从踝部、膝关节、大腿擦至腹股沟	5	16. 遮盖患者方法不正确扣1分；擦拭方法错误扣2分；擦拭顺序错误扣5分；擦拭遗漏1处扣2分	

续　表

项　目	操　作　标　准	分值	评　分　标　准	扣分
操作过程70分	17. 再转至患者右侧,脱右侧裤子,铺大浴巾,同法擦洗右侧下肢	5	17. 擦拭方法错误扣2分;擦拭顺序错误扣5分;擦拭过程中未询问患者感受扣2分	
	18. 更换毛巾,换盆并将盆移于足下,盆下铺好浴巾,泡洗双足,擦干,根据情况修剪指甲	2	18. 水溅出太多扣2分	
	19. 换盆及毛巾,将浴巾铺于臀下,擦洗会阴部、臀部,换清洁裤子	2	19. 遮盖患者方法不正确扣1分;擦拭方法错误扣2分;擦拭顺序错误扣2分;擦拭遗漏1处扣2分	
	20. 协助患者梳发。拉开围帘	1	20. 未梳发扣1分;未拉开围帘扣1分	
操作后7分	1. 再次核对患者信息	2	1. 未核对扣2分;核对不规范扣1分	
	2. 询问患者感觉,告知患者注意事项	1	2. 未告知注意事项扣1分;告知不全每少一项扣1分	
	3. 协助患者取舒适体位,整理床单位	2	3. 未调整卧位扣1分;未整理床单位扣1分	
	4. 整理用物,洗手,记录	2	4. 未整理用物扣2分;用物分类不正确每项扣1分;未记录扣1分	
整体评价8分	1. 熟练程度	2	1. 操作不熟练扣2分	
	2. 爱伤观念	2	2. 爱伤观念薄弱扣2分	
	3. 语言沟通表达能力、心理素质	2	3. 沟通不到位扣2分	
	4. 操作时间20分钟	2	4. 每超时1分钟扣1分	
总分		100		

思考题:

患者,女,58岁,右侧乳房全切术后第2天,患者神志清,精神一般,因出汗感觉周身不适,护士为其进行床上擦浴以保持皮肤清洁干燥。请思考:

1. 护士按照什么顺序为患者进行床上擦浴?

答:擦拭顺序为:面颈部-双上肢-胸腹部-背部-双下肢-足部-会阴部。

2. 护士如何为该患者更换衣服?

答:先脱健侧(左上肢),再脱患侧(右上肢);先穿患侧(右上肢),再穿健侧(左上肢)。

第三节　会阴部护理

情景:患者,女,53 岁,因不能自行排尿 3 天入院,入院后给予留置导尿管,遵医嘱予"会阴护理 bid"。

(1) 会阴护理技术(留置尿管)操作流程如表 3-5 所示。

表 3-5　会阴护理技术(留置尿管)操作流程

项目	操 作 标 准	沟通内容及注意事项
基本要求	1. 衣帽整洁,符合要求 2. 仪表大方,举止端庄 3. 语言亲切,态度和蔼	口述:各位评委老师好,我是 X 号选手,现在进行会阴护理技术操作,已准备完毕,请指示
操作前准备	1. 修剪指甲,洗手,戴口罩	口述:手消毒液在有效期内,可以使用
	2. 双人核对医嘱	口述:请您帮我核对一下医嘱,X 床 XX,住院号 XXX,会阴护理 bid,医嘱核对无误
	3. 备齐并检查用物 (1) 治疗车上层:治疗盘内放治疗碗(内盛消毒棉球数个、镊子或止血钳 1 把)、一次性手套一副、一次性治疗巾。治疗盘外放执行单、弯盘、速干手消毒液 (2) 治疗车下层:生活垃圾桶、医用垃圾桶	口述:所有物品准备齐全
操作过程	1. 携用物至患者床前,评估环境	口述:环境干净、整洁、宽敞、明亮,温湿度适宜,适合操作
	2. 核对解释,评估患者 (1) 持执行单核对床头卡(床尾卡)和腕带信息 (2) 解释、评估患者	口述: (1) 我是您的责任护士,请问您叫什么名字?我核对一下您的腕带信息 (2) 您现在感觉怎么样?根据您的

项目	操　作　标　准	沟通内容及注意事项
操作过程		病情,我来为您进行会阴护理,这是为了保持您的会阴部清洁,预防感染。会阴护理就是用消毒棉球为您擦洗会阴部,擦洗时稍微有点凉,请您配合我好吗?我先检查一下您的会阴部情况好吗?
	3.拉上围帘,协助患者取仰卧位,脱患者对侧裤子盖于近侧腿上,被子斜盖于对侧腿上,两腿屈曲外展,暴露会阴部	口述:请您配合我采取一个合适体位。会阴部皮肤黏膜完好,尿管固定妥当、引流通畅
	4.铺治疗巾于臀下,弯盘置于两腿之间,治疗碗放于弯盘后方	
	5.戴一次性手套	
	6.按顺序擦洗 (1)带尿管:右手持镊子夹取消毒棉球由上向下、由内向外依次擦洗尿道口2遍、尿管前端10 cm、小阴唇、大阴唇、阴阜、两侧大腿上部 (2)不带尿管:擦洗顺序为由上至下、由外至内依次擦洗两侧大腿上部、阴阜、大阴唇、小阴唇、尿道口至肛门	口述:我要为您擦洗了,稍微有点凉
	7.撤去弯盘及治疗巾	
	8.脱手套	
	9.协助患者穿裤,妥善固定引流袋	口述:我帮您穿上裤子
	10.再次观察引流情况。拉开围帘	口述:尿液引流通畅
操作后	1.再次核对患者信息	口述:请再说一下您的姓名
	2.询问患者感觉,告知患者注意事项	口述: (1)会阴护理已经为您做完了,您现在感觉怎么样? (2)请您活动时注意不要打折、扭曲引流管,保持引流管通畅。如果您有不适,呼叫器放在枕边,有事请按铃,我也会经常过来看您的
	3.协助患者取舒适体位,整理床单位	口述:您这样躺着舒服吗? 好的,感谢您的配合
	4.整理用物,洗手,记录	

（2）会阴护理技术操作考核评分标准如表3-6所示。

表3-6 会阴护理技术操作考核评分标准

班级_____ 学号_____ 姓名_____ 成绩_____

项目	操作标准	分值	评分标准	扣分
基本要求5分	1. 衣帽整洁，符合要求 2. 仪表大方，举止端庄 3. 语言亲切，态度和蔼	5	护士着装不整洁扣2分	
操作前准备10分	1. 修剪指甲，洗手，戴口罩	3	1. 未洗手、戴口罩扣2分；洗手不规范扣1分	
	2. 双人核对医嘱无误	2	2. 未核对医嘱扣2分	
	3. 备齐并检查用物	5	3. 用物准备每少一项扣1分	
操作过程70分	1. 携用物至患者床前，评估环境	5	1. 环境未评估扣2分；评估地点错误扣1分	
	2. 核对解释，评估患者：病情、意识状态、配合程度、会阴部情况及引流管情况	10	2. 核对不准确扣1分；少评估1项扣1分	
	3. 拉上围帘，协助患者取仰卧位，脱患者对侧裤子盖于近侧腿上，被子斜盖于对侧腿上，两腿屈曲外展，暴露会阴部	3	3. 未拉上围帘扣2分；未调整卧位扣2分；卧位不准确扣1分；未遮盖患者扣2分	
	4. 铺治疗巾于臀下，弯盘置于两腿之间，治疗碗放于弯盘后方	5	4. 未铺巾、置盘各扣2分	
	5. 戴一次性手套	5	5. 未戴手套扣3分	
	6. 右手持镊子夹取消毒棉球按顺序擦洗	20	6. 擦洗位置不正确扣5分；擦洗方法不正确扣5分；擦洗顺序不正确扣5分；擦洗部位每缺一部位扣1分	
	7. 撤去弯盘及治疗巾	5	7. 未撤治疗巾或弯盘各扣2分	
	8. 脱手套	5	8. 脱手套过早扣2分	

项目	操 作 标 准	分值	评 分 标 准	扣分
操作过程70分	9. 协助患者穿裤,妥善固定引流袋	5	9. 引流袋位置放置错误扣3分	
	10. 再次观察引流情况。拉开围帘	5	10. 未观察引流情况扣3分;未拉开围帘扣2分	
操作后7分	1. 再次核对患者信息	2	1. 未核对扣2分;核对不规范扣1分	
	2. 询问患者感觉,告知患者注意事项	1	2. 未告知注意事项扣1分;告知不全每少一项扣1分	
	3. 协助患者取舒适体位,整理床单位	2	3. 未调整卧位扣1分;未整理床单位扣1分	
	4. 整理用物,洗手,记录	2	4. 未整理用物扣2分;用物分类不正确每项扣1分;未记录扣1分	
整体评价8分	1. 熟练程度	2	1. 操作不熟练扣2分	
	2. 爱伤观念、无菌观念	2	2. 爱伤观念、无菌观念薄弱扣2分	
	3. 语言沟通表达能力、心理素质	2	3. 沟通不到位扣2分	
	4. 操作时间8分钟	2	4. 每超时1分钟扣1分	
总分		100		

思考题:

患者,女,28岁,会阴侧切产后第2天,医嘱给予会阴护理bid。请思考:

1. 患者应采取什么卧位?

答:屈膝仰卧位。

2. 会阴护理的顺序是什么?

答:阴阜-两侧大腿上部-大阴唇-小阴唇-尿道口-肛门。遵循由上至下,由外至内的原则。

第四章

患者的安全与舒适

第一节　卧位变换：轴线翻身技术

情景：患者，男，62 岁，L4～L5 椎间盘摘除术后第 1 天，神志清楚，精神好，四肢活动正常，伤口处有引流管，留置尿管。距离上一次翻身已有 2 个小时。护士为其进行翻身。

（1）轴线翻身技术操作流程如表 4-1 所示。

表 4-1　轴线翻身技术操作流程

项目	操 作 标 准	沟通内容及注意事项
基本要求	1. 衣帽整洁，符合要求	口述：各位评委老师好，我是 X 号选手，现在进行轴线翻身技术操作，已准备完毕，请指示
	2. 仪表大方，举止端庄	
	3. 语言亲切，态度和蔼	
操作前准备	1. 修剪指甲，洗手，戴口罩	口述：手消毒液在有效期内，可以使用
	2. 双人核对医嘱	口述：请您帮我核对一下医嘱，X 床 XX，住院号 XXX，轴线翻身 q2h，医嘱核对无误
	3. 备齐并检查用物：软枕 3 个、速干手消毒液	口述：所有物品准备齐全
操作过程	1. 携用物至患者床前，评估环境	口述：环境干净、整洁、宽敞、明亮，温湿度适宜，适合操作
	2. 核对解释，评估患者 （1）持执行单核对床头卡（床尾卡）和腕带信息 （2）解释、评估患者	口述： （1）我是您的责任护士，请问您叫什么名字？我核对一下您的腕带信息 （2）您现在感觉怎么样？根据您的病情，需要为您翻身。我看一下您伤

项目	操　作　标　准	沟通内容及注意事项
		口情况和管路情况,伤口无渗血渗液,引流管和尿管固定妥当,引流通畅。患者铺有翻身单(或中单),上至肩部,下至臀部。请您稍等,我准备一下
操作过程	3. 移开床旁桌,拉下床挡,松开床尾盖被,移去枕头。安置各管路,并保持其留有足够的长度	
	4. 协助患者双臂环抱于胸前(或将患者近侧的手臂放置头侧,远侧的手臂置于胸前)	口述:请您像我这样两个手臂环抱在胸前 口述:请您身体放松,不要紧张
	5. 两位护士分别站于床两侧,协助患者翻身 (1) 双人法(适用于脊椎受损或术后者):两位护士分别卷起翻身单至患者身体两侧,双脚前后分开,抓紧翻身单四角,将患者平移至护士甲的近侧床旁,护士乙展平其近侧翻身单,换手持远侧翻身单,使患者头、颈、肩、腰、髋保持在同一水平线上。护士甲手扶患者肩部和髋部 (2) 三人法(适用于颈椎损伤者):一位护士站于患者头部,固定头部,沿纵轴向上略加牵引,使头、颈随躯干一起缓慢移动,另两位护士操作同双人法	
	6. 一位护士喊口令,所有护士动作一致地将患者以圆滚轴式翻转至侧卧位,角度不要超过60°	口述:来,一、二、三,翻
	7. 检查皮肤受压情况,整理枕头置患者头下	口述:皮肤完好,无红肿,请您抬一下头,给您放上枕头
	8. 将患者受压肩部轻轻向外拉出,置舒适体位	口述:我帮您整理一下肩部,这样可以吗?
	9. 将第一个软枕纵向放在患者背部支持身体,维持脊柱平直;第二个软枕放于两膝之间并使双膝呈自然弯曲状;第三个软枕置于患者胸腹部,将手及手臂放在枕头上	口述:请您蜷一下腿,来,把手放在枕头上
	10. 安置好各种管路,检查管路是否通畅	口述:引流管引流通畅,尿管通畅
	11. 整理床单位,拉平床单、盖好盖被,拉上床挡,检查呼叫系统,置于患者伸手可及处	
操作后	1. 再次核对患者信息	口述:请再说一下您的姓名
	2. 询问患者的感受,告知患者注意事项	口述:已为您翻身完毕,您现在感觉怎么样?这样躺着舒服吗?

续　表

项目	操　作　标　准	沟通内容及注意事项
操作后		口述：如果您有不适，呼叫器放在枕边，有事请按铃，我也会经常过来看您的。谢谢您的配合
	3. 整理用物，洗手，记录	

（2）轴线翻身技术操作考核评分标准如表4－2所示。

表 4－2　轴线翻身技术操作考核评分标准

班级_____　　　学号_____　　　姓名_____　　　成绩_____

项目	操　作　标　准	分值	评　分　标　准	扣分
基本要求5分	1. 衣帽整洁，符合要求	5	护士着装不整洁扣2分	
	2. 仪表大方，举止端庄			
	3. 语言亲切，态度和蔼			
操作前准备10分	1. 修剪指甲，洗手，戴口罩	3	1. 未洗手、戴口罩扣2分；洗手不规范扣1分	
	2. 双人核对医嘱无误	5	2. 未核对医嘱扣2分	
	3. 备齐并检查用物	5	3. 用物准备每少一项扣1分；用物检查不规范每项扣1分	
操作过程60分	1. 携用物至患者床前，评估环境	2	1. 环境未评估扣2分	
	2. 核对解释，评估患者：年龄、病情、意识状态、配合程度损伤部位、伤口情况、管路情况	5	2. 核对不准确扣1分；少评估1项扣1分	
	3. 移开床旁桌，拉下床挡，松开床尾盖被，移去枕头。安置各种管路，并保持其留有足够的长度	2	3. 未移开床旁桌或未移去枕头扣1分	
	4. 协助患者双手臂环抱于胸前（或将患者近侧的手臂放置头侧，远侧的手臂置于胸前）	2	4. 体位摆放不标准扣2分	

项目	操　作　标　准	分值	评　分　标　准	扣分
操作 过程 60分	5. 两位护士分别站于患者两侧,翻身		5. 未使患者脊椎保持在同一水平扣5分;护士双手位置放置错误扣5分	
	(1) 双人法:两位护士分别卷起翻身单至患者身体两侧,抓紧翻身单四角,将患者平移至护士甲的近侧床旁,护士乙展平其近侧翻身单,换手持远侧翻身单,使患者头、颈、肩、腰、髋保持在同一水平线上。护士甲手扶患者肩部和髋部	10		
	(2) 三人法:一位护士站于患者头部,固定头部,沿纵轴向上略加牵引,使头、颈随躯干一起缓慢移动,另两位护士操作同双人法	10		
	6. 一位护士喊口令,所有护士动作一致地将患者以圆滚轴式翻转至侧卧位,角度不要超过60°	10	6. 翻身时动作不稳或脱手扣5分;护士动作不统一扣5分	
	7. 检查皮肤受压情况,整理枕头置患者头下	5	7. 过分暴露患者扣5分	
	8. 将患者受压肩部轻轻向外拉出,置舒适位	2	8. 动作粗暴扣2分	
	9. 将一软枕纵向放在患者背部;另一软枕放于两膝之间并使双膝呈自然弯曲状;第三软枕置于患者胸腹部,将手及手臂放在枕头上	5	9. 患者体位摆放不正确扣5分	
	10. 安置好各种管路,检查管路是否通畅	2	10. 未妥善安置各种管路及未检查管路是否通畅扣2分	
	11. 整理床单位,拉平床单、盖好盖被,拉上床挡,呼叫器置于患者伸手可及处	5	11. 床单不平整扣5分	

续 表

项目	操 作 标 准	分值	评 分 标 准	扣分
操作后 15 分	1. 再次核对患者信息	2	1. 未核对扣 2 分;核对不规范扣 1 分	
	2. 询问患者的感受,告知患者注意事项	7	2. 未告知注意事项扣 2 分;告知不全每少一项扣 1 分	
	3. 整理用物,洗手,记录	6	3. 未整理用物扣 2 分;用物分类不正确每项扣 1 分;未记录扣 2 分	
整体评价 10 分	1. 熟练程度,节力原则	3	1. 操作不熟练扣 3 分	
	2. 爱伤观念	3	2. 爱伤观念薄弱扣 3 分	
	3. 语言沟通表达能力、心理素质	2	3. 沟通不到位扣 2 分	
	4. 操作时间 5 分钟	2	4. 每超时 1 分钟扣 1 分	
总分		100		

思考题:

田某,女,53 岁。因车祸急诊入院。X 线示:颈椎 C5～C6 椎间盘突出;MRI 示:C5～C6 椎间盘突出压迫脊髓。请思考:

1. 为该患者翻身应采取哪种方法?

答:应采取三人法。

2. 翻身时应注意哪些问题?

答:翻转患者时,应注意保持脊椎平直;翻身角度不可超过 60°;应托持患者头部,勿扭曲或旋转头部。

第二节 更换床单位:卧床患者更换床单位技术

情景:王某,男,70 岁,因食物中毒入院,目前仍有呕吐、腹泻,患者浑身无力,呕吐时有部分呕吐物污染床单和被套,护士为其更换。

（1）卧床患者更换床单位技术操作流程如表4-3所示。

表 4-3 卧床患者更换床单位技术操作流程

项目	操 作 标 准	沟通内容及注意事项
基本要求	1. 衣帽整洁,符合要求 2. 仪表大方,举止端庄 3. 语言亲切,态度和蔼	口述:各位评委老师好,我是X号选手,现在进行卧床患者更换床单位技术操作,已准备完毕,请指示
操作前准备	1. 修剪指甲,洗手,戴口罩	口述:手消毒液在有效期内,可以使用
	2. 备齐并检查用物 （1）治疗车上层:清洁大单、被套、枕套、一次性尿垫、床刷及套、速干手消毒液 （2）治疗车下层:生活垃圾桶、医用垃圾桶、便盆	口述:所有物品准备齐全,放置合理
操作过程	1. 携用物至患者床前,评估环境。关闭门窗	口述:操作环境干净、整洁、宽敞、明亮、温湿度适宜,无患者进餐,适合操作
	2. 核对解释,评估患者 （1）持执行单核对床头卡（床尾卡）和腕带信息 （2）解释、评估患者	口述: （1）我是您的责任护士,请问您叫什么名字?我核对一下您的腕带信息 （2）您现在感觉怎么样?由于您刚做完手术不能下床,为了保持您床单位的清洁,使您舒适,我来为您更换床单位,请您配合我好吗?我先检查一下您身上的管道情况,无管路,请您活动一下四肢,四肢活动无力。更换床单位时间较长,您需要去卫生间吗?
	3. 移开床旁桌,距床体约20 cm,移开床旁凳	
	4. 放下近侧床挡,松开盖被	
	5. 协助患者翻身侧卧。一手托住患者头部,另一手将枕头移向对侧,协助患者双手放于腹部,双下肢屈曲,护士一手置于患者肩部,另一手置于患者膝部,轻轻将其推转向对侧,背向护士（翻身时避免拖、拉、拽的动作）	口述: （1）我先协助您翻身侧卧,请您双手放于腹部,双腿屈曲 （2）我协助您翻身背向我

项目	操 作 标 准	沟通内容及注意事项
操作过程	6. 松单扫床。从床头至床尾,松开近侧大单及一次性尿垫,将一次性尿垫向内翻卷至床中线处,塞于患者身下,扫净大单。按同样方法将大单翻卷塞于患者身下,扫净床褥	
	7. 铺近侧单。铺清洁大单,将对侧一半大单向内翻卷后塞入患者身下,按铺床法铺好近侧大单,同法铺上一次性尿垫并塞入床单下	
	8. 移枕翻身。护士一手托住患者头部,另一手将枕头移向近侧。先协助患者平卧,再协助患者翻向近侧,面向护士	口述: (1) 我协助您平卧 (2) 我协助您翻身面向我
	9. 拉上床挡,护士转向对侧	
	10. 撤污单。放下对侧床挡,松开大单及一次性尿垫;取出污一次性尿垫并置于治疗车下层,扫净大单的渣屑,将污大单从上至下,边拉边卷至床尾后,放于治疗车下层,从床头至床尾扫净床褥,取下扫床套放于治疗车下层医疗垃圾袋内,床刷放于治疗车上层	
	11. 展开大单和一次性尿垫并铺好,协助患者平卧	
	12. 更换被套。铺干净被套于盖被上,打开被套尾端开口,从污被套里取出棉胎("S"形折叠)放于干净被套内,拉平,系好尾端开口处系带,将污被套置于治疗车下层,整理盖被,棉被一侧边缘向内折叠和床沿平齐,护士回到患者右侧,将棉被近侧边缘向内折叠和床沿平齐,将床尾部反折	
	13. 更换枕套。护士一手托住患者头部,另一手将枕头拉出,更换枕套,将枕头拍松整理平整	
	14. 移回床旁桌、凳	
操作后	1. 询问患者感觉,告知患者注意事项	口述: (1) 床单位已经为您更换完了,您现在感觉怎么样? (2) 如果您有不适,呼叫器放在枕边,有事请按铃,我也会经常过来看您的
	2. 协助患者取舒适体位,整理床单位	口述:您这样躺着舒服吗? 好的,感谢您的配合
	3. 整理用物(污被单送洗),洗手,记录	

（2）卧床患者更换床单位技术操作考核评分标准如表4－4所示。

表4－4　卧床患者更换床单位技术操作考核评分标准

班级_____　　学号_____　　姓名_____　　成绩_____

项目	操 作 标 准	分值	评 分 标 准	扣分
基本要求 5分	1. 衣帽整洁,符合要求	5	护士着装不整洁扣2分	
	2. 仪表大方,举止端庄			
	3. 语言亲切,态度和蔼			
操作前准备 10分	1. 修剪指甲,洗手,戴口罩	5	1. 未洗手、戴口罩扣2分;洗手不规范扣1分	
	2. 备齐并检查用物	5	2. 用物准备每少一项扣1分	
操作过程 70分	1. 携用物至患者床前,评估环境,关闭门窗	5	1. 未评估环境扣2分;未关闭门窗扣2分	
	2. 核对解释,评估患者:病情、意识状态、配合程度;管路情况及肢体活动能力	6	2. 未核对扣2分;未做解释或解释不妥扣2分;未评估管路扣2分	
	3. 移开床旁桌,距床体约20 cm,移开床旁凳	2	3. 未移开床旁桌凳扣2分	
	4. 放下近侧床档,松开盖被	2	4. 未放床档扣1分;未松盖被扣1分	
	5. 协助患者翻身侧卧	5	5. 翻身不正确扣2分;过多暴露患者扣2分;有拖、拉、推等动作扣1分	
	6. 松单扫床。松开近侧大单及一次性尿垫,依次将一次性尿垫和大单污染面向内翻卷至床中线处,塞于患者身下,扫净大单和床褥	10	6. 扫床不彻底扣2分;卷单方法错误一项扣2分	
	7. 铺近侧单。将对侧一半大单向内翻卷后塞入患者身下,按铺床法铺好近侧大单,同法铺上一次性尿垫并塞入床单下	10	7. 卷单方法错误一项扣2分;铺单不平整一项扣2分	

项目	操 作 标 准	分值	评 分 标 准	扣分
操作过程70分	8. 移枕翻身。护士一手托住患者头部，另一手将枕头移向近侧，先协助患者平卧，再协助患者翻护协助患者翻向近侧，面向护士	5	8. 翻身不正确扣2分；过多暴露患者扣2分；有拖、拉、拽等动作扣1分；翻身未扫床或未扫干净扣3分	
	9. 拉上床挡，护士转向对侧	2	9. 未拉上床挡扣2分	
	10. 撤污单。放下对侧床挡，松开大单及一次性尿垫，依次取出污一次性尿垫和污大单，放于治疗车下层，扫净床褥	5	10. 撤单方法不正确一项扣2分；污单放置不妥一项扣1分	
	11. 展开大单和一次性尿垫并铺好，协助患者平卧	5	11. 铺单方法不正确一项扣2分；单子不平整一项扣2分；有拖、拉、拽等动作扣1分	
	12. 更换被套。将污被套置于治疗车下层，整理盖被	5	12. 更换被套方法不正确扣3分；未铺平整扣2分	
	13. 更换枕套	5	13. 更换枕套方法不正确扣2分	
	14. 移回床旁桌、凳	3	14. 未移回桌凳扣2分	
操作后7分	1. 询问患者感觉，告知患者注意事项	2	1. 未告知注意事项扣2分；告知不全每少一项扣1分	
	2. 协助患者取舒适体位，整理床单位	3	2. 未调整卧位扣1分；未整理床单位扣1分	
	3. 整理用物，洗手，记录	2	3. 未整理用物扣2分；用物分类不正确每项扣1分；未记录扣1分	
整体评价8分	1. 熟练程度	2	1. 操作不熟练扣2分	
	2. 爱伤观念	2	2. 爱伤观念薄弱扣2分	
	3. 语言沟通表达能力、心理素质	2	3. 沟通不到位扣2分	
	4. 操作时间15分钟	2	4. 每超时1分钟扣1分	
总分		100		

思考题：

王某,女,65岁,胃部手术后1天,术后半坐卧位,有胃肠减压管1根,留置导尿管1根,床单污湿,护士为其更换床单。请思考：

1. 为该患者更换床单时应注意哪些问题?

答：更换床单前先检查各导管、引流管是否通畅,固定是否妥当;将各导管、引流管安置妥当后再为患者翻身,翻身后还需检查各导管、引流管有无受压、扭曲、脱落等情况;更换床单后再将各导管、引流管妥善固定。

2. 两名护士为其更换床单位时应如何操作?

答：两名护士分别位于床两侧,协助患者取左侧卧位,位于床左侧的护士扶好患者,由右侧的护士将污大单、一次性尿垫等卷于患者身下,铺好同侧大单及一次性尿垫后卷于患者身下,两名护士协助患者翻身改为右侧卧位,右侧护士扶好患者,左侧护士将污大单和一次性尿垫撤于治疗车下层,铺好右侧大单和一次性尿垫,协助患者取舒适卧位。

第三节　物理降温：温水/酒精拭浴技术

情景：陈某,男,60岁,因高热急诊入院,初步诊断为急性扁桃体炎。查体：精神萎靡不振,面色潮红、皮肤灼热,T 40 ℃,P 112 次/分,医嘱予"酒精拭浴 st"。

（1）温水/酒精拭浴技术操作流程如表4-5所示。

表4-5　温水/酒精拭浴技术操作流程

项目	操　作　标　准	沟通内容及注意事项
基本要求	1. 衣帽整洁,符合要求	口述：各位评委老师好,我是X号选手,现在进行温水/酒精拭浴技术操作,已准备完毕,请指示
	2. 仪表大方,举止端庄	
	3. 语言亲切,态度和蔼	
操作前准备	1. 修剪指甲,洗手,戴口罩	口述：手消毒液在有效期内,可以使用
	2. 双人核对医嘱	口述：请您帮我核对一下医嘱,X床XX,住院号 XXX,酒精拭浴,医嘱核对无误

项目	操 作 标 准	沟通内容及注意事项
操作前准备	3. 备齐并检查用物 (1) 治疗车上层：治疗盘内放治疗碗 2 个(一个盛 30 ℃ 25％～35％乙醇 200～300 mL，另一个盛纱布 2 块)、热水袋(内盛 60～70 ℃热水 1/2～2/3 满，装入布套中)、冰袋(内盛去棱角冰 1/2～2/3 满，装入布套中)；治疗盘外备执行单、弯盘、速干手消毒液，大浴巾 1 条，干净衣裤 1 套 (2) 治疗车下层：生活垃圾桶、医用垃圾桶，必要时备便器	口述：所有物品准备齐全。热水袋、冰袋密封完好
操 作 过 程	1. 携用物至患者床前，评估环境	口述：环境干净、整洁、宽敞、明亮，温湿度适宜，适合操作
	2. 核对解释，评估患者 (1) 持执行单核对床头卡(床尾卡)和腕带信息 (2) 解释、评估患者	口述： (1) 我是您的责任护士，请问您叫什么名字？我核对一下您的腕带信息 (2) 您现在感觉怎么样？由于您高热，我来遵医嘱为您进行酒精拭浴，帮助您降温，请您配合我好吗？您对酒精过敏吗？现在需要去卫生间吗？我看一下您的皮肤情况，皮肤完好，您能活动一下肢体吗？肢体活动度良好
	3. 关闭门窗，围帘遮挡，调节室温	口述：房间的温度刚刚好，我在擦浴过程中也会时刻注意帮您保暖的，我把围帘拉好了，您就不用担心了。如果擦拭过程中有任何不舒服，您可以举手示意我
	4. 协助患者取仰卧位，松开床尾盖被。置冰袋于患者头部，热水袋于患者足底部	口述：您这样躺着舒服吗？我帮您放一下冰袋和热水袋
	5. 协助患者松开衣扣、腰带，脱去上衣	口述：我帮您脱去上衣，先擦上肢
	6. 将大浴巾的 1/3 垫于患者身下，其余部分盖于患者右侧肢体(擦拭过程中注意保暖)	口述：我为您垫一下浴巾
	7. 打开盖被，翻折盖住患者胸部	
	8. 将一块纱布浸于酒精中，拧至半干(以不滴水为宜)，呈手套状缠裹于右手上	口述：我要为您擦浴了，稍微有点儿凉

项目	操　作　标　准	沟通内容及注意事项
操 作 过 程	9. 打开大浴巾,用缠裹纱布的手,从颈部外侧开始经肩部沿上臂外侧、前臂外侧,以离心方向拍拭至手背;再由自侧胸经腋窝沿上臂内侧、肘窝、前臂内侧拍至手心(手法为拍拭,腋窝、肘窝、手心可稍用力)。拍拭完毕用大浴巾擦干皮肤。拭浴过程中注意观察患者情况并询问患者感受	口述:您感觉怎么样?
	10. 撤大浴巾,盖被。携用物转至患者左侧,同法擦拭患者左侧上肢	
	11. 协助患者取右侧卧位,将大浴巾 1/3 置于患者身下,其余部分盖在身上,打开盖被,用缠裹纱布的手,自颈下肩部由上至下纵向拍拭全背部至臀部。纱布置于弯盘内	口述:我协助您背向我侧卧,垫上浴巾,为您擦拭背部
	12. 擦干皮肤,穿好上衣	口述:我帮您穿好上衣
	13. 协助患者取仰卧位,脱裤子,将大浴巾铺一半盖一半于同侧下肢。打开盖被盖于对侧下肢	口述:现在可以平躺下了,我帮您脱一下裤子,垫上浴巾,擦拭下肢
	14. 打开大浴巾,更换纱布,用缠裹纱布的手,从髂骨沿大腿外侧,拍拭至足背;从腹股沟沿大腿内侧,拍拭至内踝;从臀下沿大腿后侧经腘窝拍至足跟。擦拭完毕用大浴巾擦干皮肤	
	15. 撤大浴巾,盖被。携用物转至患者对侧,同法擦拭患者对侧下肢。纱布置于弯盘内	
	16. 擦干皮肤并撤大浴巾,协助患者穿好裤子,并盖被	口述:下肢擦完了,我帮您穿好裤子
	17. 擦浴完毕,移去热水袋。拉开围帘	
操 作 后	1. 再次核对患者信息	口述:请再说一下您的姓名
	2. 询问患者感觉,告知患者注意事项	口述: (1) 酒精拭浴已经为您做完了,您现在感觉怎么样? (2) 如果您有不适,呼叫器放在枕边,有事请按铃,我也会经常过来看您的 注意:30 分钟后测量体温,若体温降至 39 ℃以下,可取下冰袋
	3. 协助患者取舒适体位,整理床单位	口述:您这样躺着舒服吗? 好的。感谢您的配合
	4. 整理用物,洗手,记录	

（2）温水/酒精拭浴技术操作考核评分标准如表4-6所示。

表4-6　温水/酒精拭浴技术操作考核评分标准

班级_____　　学号_____　　姓名_____　　成绩_____

项目	操作标准	分值	评分标准	扣分
基本要求5分	1. 衣帽整洁,符合要求	5	护士着装不整洁扣2分	
	2. 仪表大方,举止端庄			
	3. 语言亲切,态度和蔼			
操作前准备10分	1. 修剪指甲,洗手,戴口罩	3	1. 未洗手、戴口罩扣2分;洗手不规范扣1分	
	2. 双人核对医嘱无误	2	2. 未核对医嘱扣2分	
	3. 备齐并检查用物	5	3. 用物准备每少一项扣1分;未检查热水袋、冰袋各扣1分	
操作过程70分	1. 携用物至患者床前,评估环境	2	1. 环境未评估扣2分;评估地点错误扣1分	
	2. 核对解释,评估患者:病情、意识状态、配合程度、酒精过敏史、是否大小便;皮肤、肢体活动度	5	2. 核对不准确扣1分;少评估1项扣1分	
	3. 关闭门窗,围帘遮挡,调节室温	2	3. 未关闭门窗、围帘遮挡扣2分	
	4. 协助患者取仰卧位。置冰袋于患者头部,热水袋于患者足底部	5	4. 未调整卧位扣1分;未放置热水袋、冰袋各扣2分,放置错误扣4分	
	5. 协助患者松开衣扣、腰带,脱去上衣	2	5. 脱衣不正确扣1分	
	6. 铺大浴巾于身下	1	6. 铺浴巾方法不正确一次扣1分	
	7. 打开盖被,翻折盖于患者胸部	1	7. 盖被不正确扣1分	
	8. 将一块纱布浸于酒精中,拧至半干(以不滴水为宜),呈手套状缠裹于右手	2	8. 纱布拧干、缠绕方式不正确扣1分	

项目	操 作 标 准	分值	评 分 标 准	扣分
操作过程 70 分	9. 打开大浴巾,擦拭近侧上肢,擦拭顺序:颈部外侧-肩部-上臂外侧-前臂外侧-手背;侧胸-腋窝-上臂内侧-肘窝-前臂内侧-手心。擦拭完毕大浴巾擦干皮肤。拭浴过程中询问患者感受及观察患者情况	10	9. 擦拭方法错误扣 2 分;擦拭顺序错误扣 5 分;擦拭遗漏 1 处扣 2 分;擦拭部位错误一次扣 10 分	
	10. 撤大浴巾,盖被。携用物转至患者对侧,同法擦拭患者对侧上肢	10	10. 擦拭过程中未询问患者感受扣 5 分	
	11. 协助患者取侧卧位,铺大浴巾于身下,擦拭背腰部,顺序:颈下肩部-臀部。纱布置于弯盘内	5	11. 未调整卧位扣 2 分;擦拭方法错误扣 2 分;纱布处置不当扣 1 分	
	12. 擦干皮肤,穿好上衣	1	12. 穿上衣方法不正确扣 1 分	
	13. 协助患者取仰卧位,脱裤子,遮盖患者下肢	1	13. 遮盖患者方法不正确扣 1 分	
	14. 擦拭下肢,顺序:髂骨-大腿外侧-足背;腹股沟-大腿内侧-内踝;臀下-大腿后侧-腘窝-足跟。擦拭完毕大浴巾擦干皮肤	10	14. 擦拭方法错误扣 2 分;擦拭顺序错误扣 5 分;擦拭遗漏 1 处扣 2 分;擦拭部位错误一次扣 10 分	
	15. 撤大浴巾,盖被。携用物转至患者对侧,同法擦拭患者对侧下肢。纱布置于弯盘内	10	15. 擦拭过程中未询问患者感受扣 5 分;纱布处置不当扣 1 分	
	16. 擦干皮肤并撤大浴巾,协助患者穿好裤子,并盖被	1	16. 未擦干皮肤扣 1 分;暴露患者过多扣 2 分	
	17. 擦浴完毕,移去热水袋。拉开围帘	2	17. 未移去热水袋扣 1 分;未拉开围帘扣 1 分	
操作后 7 分	1. 再次核对患者信息	2	1. 未核对扣 2 分;核对不规范扣 1 分	
	2. 询问患者感觉,告知患者注意事项	1	2. 未告知注意事项扣 2 分;告知不全每少一项扣 1 分	

项目	操作标准	分值	评分标准	扣分
操作后 7 分	3. 协助患者取舒适体位,整理床单位	2	3. 未调整卧位扣1分;未整理床单位扣1分	
	4. 整理用物,洗手,记录	2	4. 未整理用物扣2分;用物分类不正确每项扣1分;未记录扣1分	
整体评价 8 分	1. 熟练程度	2	1. 操作不熟练扣3分	
	2. 爱伤观念	2	2. 爱伤观念薄弱扣2分	
	3. 语言沟通表达能力、心理素质	2	3. 沟通不到位扣2分	
	4. 操作时间20分钟	2	4. 每超时1分钟扣1分	
总分		100		

思考题:

李某,男,23岁。因"肺炎球菌肺炎"入院。住院期间出现呼吸急促,T 39.7 ℃,P 124 次/分,R 26 次/分,医嘱给予温水擦浴。请思考:

1. 为该患者温水擦浴时水温为多少度?

答:水温为 32～34 ℃。

2. 擦浴过程中为什么头部置冰袋、足底置热水袋? 什么时候撤冰袋和热水袋?

答:头部置冰袋有助于降温,也可防止因擦浴时表皮血管收缩、头部充血引起的头痛;足底置热水袋可促进足底血管扩张,减轻头部充血。拭浴完毕即可撤热水袋,体温降至 39 ℃以下撤冰袋。

第四节　尸体护理

情景:患者刘某,女,74岁,诊断为肝癌晚期,行保守治疗。近日病情每况愈下,于今日 15:00 去世。医生开具死亡诊断书,宣告临床死亡。护士为其做尸体护理。

（1）尸体护理技术操作流程如表 4-7 所示。

表 4-7　尸体护理技术操作流程

项目	操　作　标　准	沟通内容及注意事项
基本要求	1. 衣帽整洁,符合要求	口述:各位评委老师好,我是 X 号选手,现在进行尸体护理技术操作,已准备完毕,请指示
	2. 仪表大方,举止端庄	
	3. 语言亲切,态度和蔼	
操作前准备	1. 修剪指甲,洗手,戴口罩	口述:手消毒液在有效期内,可以使用
	2. 双人核对死亡通知单	口述:请您帮我核对一下死亡通知单,X 床 XX,住院号 XXX,临床死亡,核对无误
	3. 备齐并检查用物 （1）治疗车上层:血管钳、剪刀、松节油、绷带、不脱脂棉球、梳子、尸单、有伤口者备换药敷料、必要时备隔离衣和手套;擦洗用具、死亡通知单、弯盘、速干手消毒液 （2）治疗车下层:锐器盒、生活垃圾桶、医用垃圾桶	口述:所有物品准备齐全
操作过程	1. 填写尸体识别卡,携用物至患者床前,围帘遮挡	注意:操作环境安静、肃穆
	2. 劝慰家属,请家属暂离病房或共同进行尸体护理	口述:逝者已逝,请您节哀顺变。注意:护士态度严肃认真,尊重死者
	3. 撤去一切治疗用品(如输液管、氧气管、导尿管等)	
	4. 安置卧位:将床摇平,使尸体仰卧,头下放置一软枕,双臂放于身体两侧,留一大单遮盖尸体	
	5. 清洁面部,整理遗容。洗脸,有义齿者代为装上,闭合口、眼	口述:若眼睑不能闭合,可用毛巾湿敷或于上眼睑下垫少许棉花,使上眼睑下垂闭合。嘴不能闭紧者,轻揉下颌或用四头带固定
	6. 填塞孔道。用血管钳将不脱脂棉球塞于口、鼻、耳、肛门、阴道等孔道	
	7. 清洁全身。脱去衣裤,擦净全身,更衣梳发。用松节油或酒精擦净胶布痕迹,有伤口者更换敷料,有引流管者应拔出后缝合伤口或用蝶形胶布封闭包扎	

项目	操　作　标　准	沟通内容及注意事项
操作过程	8. 包裹尸体。为死者穿上尸衣裤,将第一张尸体识别卡系在尸体右手腕部,用尸单包裹尸体,在胸部、腰部、踝部用绷带固定,将第二张尸体识别卡系在尸体腰前的尸单上,把尸体放进尸袋里拉锁拉好	
	9. 交接尸体。协助移尸体于太平间停尸箱内,将第三张尸体识别卡系在停尸箱外,做好与殡仪服务中心的交接	
操作后	1. 整理患者遗物交给家属	
	2. 整理病历,完成各项记录,办理出院事宜	
	3. 处理床单元,撤去床上一切用物,用消毒液擦拭床旁桌椅和床单元,紫外线消毒床单位,铺成备用床,准备迎接新患者	

(2) 尸体护理技术操作评分标准如表 4-8 所示。

表 4-8　尸体护理技术操作评分标准

班级_____　　学号_____　　姓名_____　　成绩_____

项目	操　作　标　准	分值	评　分　标　准	扣分
基本要求5分	1. 衣帽整洁,符合要求	5	护士着装不整洁扣2分	
	2. 仪表大方,举止端庄			
	3. 语言亲切,态度和蔼			
操作前准备10分	1. 修剪指甲,洗手,戴口罩	3	1. 未洗手、戴口罩扣2分;洗手不规范扣1分	
	2. 双人核对死亡通知单无误	2	2. 未核对死亡通知单扣2分	
	3. 备齐并检查用物	5	3. 用物准备每少一项扣1分;用物检查不规范每项扣1分	
操作过程60分	1. 填写尸体识别卡,携用物至患者床前,围帘遮挡	3	1. 未填写尸体识别卡扣1分;未围帘遮挡扣1分	
	2. 劝慰家属,请家属暂离病房或共同进行尸体护理	5	2. 未劝慰家属扣5分	

项目	操　作　标　准	分值	评　分　标　准	扣分
操作 过程 60分	3. 撤去一切治疗用品（如输液管、氧气管、导尿管等）	6	3. 少撤一种治疗用品扣2分	
	4. 安置卧位：将床摇平，使尸体仰卧，头下放置一软枕，双臂放于身体两侧，留一大单遮盖尸体	2	4. 卧位安置不正确扣2分	
	5. 清洁面部，整理遗容。洗脸，有义齿者代为装上，闭合口、眼（需口述）	10	5. 眼睑未闭合扣5分，嘴巴未闭合扣5分	
	6. 填塞孔道。用血管钳将不脱脂棉球塞于口、鼻、耳、肛门、阴道等孔道	10	6. 一处孔道未填塞扣4分	
	7. 清洁全身。脱去衣裤，擦净全身，更衣梳发	4	7. 未擦净胶布痕迹扣4分	
	8. 包裹尸体。为死者穿上尸衣裤，将第一张尸体识别卡系在尸体右手腕部，用尸单包裹尸体，在胸部、腰部、踝部用绷带固定，将第二张尸体识别卡系在尸体腰前的尸单上，把尸体放进尸袋里拉锁拉好	15	8. 尸体未正确包裹扣5分；尸体识别卡放置位置每出现一处错误扣3分	
	9. 交接尸体。协助移尸体于太平间停尸箱内，将第三张尸体识别卡系在停尸箱外，做好与殡仪服务中心的交接	5	9. 尸体交接不正确扣5分	
操作后 15分	1. 整理患者遗物交给家属	2	1. 未交接患者遗物扣2分	
	2. 整理病历，完成各项记录，按出院手续办理结账	3	2. 未完善病历扣3分	
	3. 处理床单元，撤去床上一切用物，用消毒液擦拭床旁桌椅和床单元，紫外线消毒床单位，铺成备用床，准备迎接新患者	10	3. 床上用物未撤扣3分；未擦拭消毒桌椅和床单元3分；未消毒床单元扣2分；未铺备用床扣2分	

项目	操 作 标 准	分值	评 分 标 准	扣分
整体评价10分	1. 熟练程度	3	1. 操作不熟练扣 3 分	
	2. 爱伤观念	3	2. 爱伤观念薄弱扣 3 分	
	3. 心理素质	2	3. 沟通不到位扣 2 分	
	4. 操作时间 20 分钟	2	4. 每超时 1 分钟扣 1 分	
总分		100		

第五章

营 养 与 排 泄

第一节　特殊饮食护理：鼻饲技术

情景：患者，女，65 岁，因口腔疾患进行手术，术后安返病房，患者神志清，精神差，不能经口进食，医嘱予"留置胃管，鼻饲饮食 tid"。

（1）鼻饲技术操作流程如表 5-1 所示。

表 5-1　鼻饲技术操作流程

项目	操 作 标 准	沟通内容及注意事项
基本要求	1. 衣帽整洁，符合要求	口述：各位评委老师好，我是 X 号选手，现在进行鼻饲技术操作，已准备完毕，请指示
	2. 仪表大方，举止端庄	
	3. 语言亲切，态度和蔼	
操作前准备	1. 修剪指甲，洗手，戴口罩	口述：手消毒液在有效期内，可以使用
	2. 双人核对医嘱	口述：请您帮我核对一下医嘱，X 床 XX，住院号 XXX，留置胃管，鼻饲饮食 tid，医嘱核对无误
	3. 备齐并检查用物，测量鼻饲液温度 （1）治疗车上层 　① 插管用物：治疗盘内放 2 个治疗碗（一个盛温水，另一个盛流质饮食 200 mL）、鼻饲包（内有胃管 1 根、20 mL 注射器 1 个、一次性手套、治疗巾、纱布 2 块、石蜡油棉球、镊子、棉签）、纱布、压舌板、皮筋、别针、胶布、引流管标识贴、水温计，治疗盘外放执行单、听诊器、手电筒、弯盘、速干手消毒液 　② 拔管用物：治疗盘、治疗巾、弯盘、温水、纱布 2 块、一次性手套。必要时备松节油 （2）治疗车下层：生活垃圾桶、医用垃圾桶	口述： （1）所有物品准备齐全 （2）一次性胃管包在有效期内，包装完好，挤压无漏气、无破损，可以使用 （3）水温计完好，质量良好，鼻饲液温度 38~40 ℃

项目	操 作 标 准	沟通内容及注意事项
操作过程	1. 携用物至患者床前,评估环境	口述:环境干净、整洁、宽敞、明亮,温湿度适宜,适合操作
	2. 核对解释,评估患者 (1) 持执行单核对床头卡(床尾卡)和腕带信息 (2) 解释、评估患者,用手电筒检查鼻腔情况。按压一侧鼻孔检查鼻腔通气情况,同法检查另一侧	口述: (1) 我是您的责任护士,请问您叫什么名字? 我核对一下您的腕带信息 (2) 您现在感觉怎么样? 由于您刚做完口腔手术暂时还不能经口进食,我来遵医嘱给您插个胃管进行鼻饲,鼻饲就是将胃管经鼻腔、咽部、食道插入胃内,从管内注入食物、水分和药物,以保证您的营养摄入。一会儿在插管过程中会有些不适,我动作会轻柔一些,请您配合我好吗? 我先检查一下您的鼻腔情况好吗? 鼻腔黏膜完好,无红肿,鼻中隔无扭曲,无鼻息肉,我再检查一下您鼻腔的通气情况,通气功能良好,今天就从您左侧鼻腔插管好吗? 无活动性义齿,请您做一下吞咽动作,吞咽功能良好
	3. 协助患者取坐位或半卧位,将床头摇高 30~40°;昏迷者取去枕平卧位,头向后仰。打开盖被,确定剑突位置并做标记	口述:由于插管的需要,我将您的床头摇高好吗?
	4. 打开鼻饲包,取治疗巾铺于患者颌下,弯盘置于口角旁,备胶布贴于治疗盘边缘,取棉签蘸温水清洁双侧鼻腔	口述:我为您铺一下治疗巾,我为您清洁一下鼻腔
	5. 戴手套,检查胃管质量,用注射器注入空气检查胃管是否通畅。关闭胃管末端	口述:胃管质量完好,刻度清晰,胃管通畅
	6. 测量胃管插入长度,读取刻度,无刻度时用胶布粘贴作标记	口述:从前额发际至剑突或鼻尖到耳垂再到剑突,一般成年人为 45~55 cm
	7. 用液状石蜡棉球润滑胃管前段 15~20 cm	
	8. 再次核对患者	口述:现在开始插管了,请您再说一下床号、姓名。请您不要紧张,一会儿就好
	9. 一手托住胃管,另一手持镊子夹住胃管前端,沿左侧鼻孔缓缓插入(插管时动作轻柔),插到咽喉部时(10~15 cm),让患者做吞咽动作,缓慢插入胃管至预定长度	口述:请您往下咽。如插入不畅用压舌板检查胃管是否盘曲在口腔内,如在口内应回抽一段再小心插入;如有恶心、呕吐,稍停片刻,让患者做深呼

项目	操　作　标　准	沟通内容及注意事项
操作过程		吸,缓解后再插;如有呛咳、呼吸困难、发绀表明误入气管,应立即拔管休息片刻再重新插入,昏迷患者应将下颌抬起靠近胸骨柄
	10. 将胃管末端置于治疗巾上,脱手套,用胶布固定胃管于鼻翼	
	11. 验证胃管是否在胃内:一抽二听三气泡	口述:将注射器连接胃管末端回抽胃液,有胃液抽出;用注射器向胃内快速注入 10 mL 空气,胃区能闻及气过水声;将胃管末端置于温水碗内,无气泡逸出
	12. 关闭胃管末端,用胶布固定胃管于面颊部	口述:我再帮您固定一下
	13. 注入流质饮食:先注入少量温水,再注入流质,注入完毕以少量温水冲洗胃管,提高胃管末端,水流尽后关闭胃管末端并反折,用纱布包好,橡皮筋夹紧,用别针将胃管末端固定于衣领或枕旁	口述:我现在要为您注入食物了,您感觉怎么样? 鼻饲前后各注入温水 20 mL,每次鼻饲液少于 200 mL,2 次鼻饲间隔时间不少于 2 h
	14. 将注明插管日期时间、插管长度的标签贴于胃管末端	
	15. 撤治疗巾、弯盘于治疗车下层	
操作后	1. 再次核对患者	口述:请再说一下您的床号、姓名
	2. 询问患者感觉,告知患者注意事项	口述: (1) 胃管已经为您插好了,食物已经注入完毕,您现在感觉怎么样? (2) 请您保持此卧位 20～30 分钟。胃管已经为您固定妥当,请您不要拉拽胃管,活动时注意防止胃管脱出 (3) 如果您有不适,呼叫器放在枕边,有事请按铃,我也会经常过来看您的
	3. 协助患者取舒适体位,整理床单位	口述:您这个姿势可以吗? 好的。感谢您的配合
	4. 整理用物,洗手,记录	
拔管	1. 核对医嘱,向患者解释、说明操作目的及配合方法	口述:您好,由于您能自行进食了,今天遵医嘱给您拔管

项目	操 作 标 准	沟通内容及注意事项
拔 管	2. 抬高床头取半坐卧位,铺治疗巾于颌下,弯盘置于口角旁	口述:为您铺一下治疗巾
	3. 将别针去掉,轻轻去除固定的胶布	
	4. 戴一次性手套,一手用纱布包裹近鼻孔处的胃管,另一手缠绕胃管,在患者呼气时,边拔边用纱布擦拭胃管,拔到咽喉处时,嘱患者屏住呼吸,快速拔出,纱布顺势擦拭鼻孔处	口述:请您屏气
	5. 为患者漱口,擦净患者口鼻、面颊部,如有胶布痕迹可用松节油去除	口述:请您漱一下口
	6. 脱手套,撤治疗巾及弯盘于治疗车下层	
	7. 协助患者取舒适卧位,整理床单位	
	8. 洗手,记录	

（2）鼻饲技术操作考核评分标准如表 5－2 所示。

表 5－2 鼻饲技术操作考核评分标准

班级＿＿＿＿＿＿＿＿　　　学号＿＿＿＿＿＿＿＿　　　姓名＿＿＿＿＿＿＿＿　　　成绩＿＿＿＿＿＿＿＿

项目	操 作 标 准	分值	评 分 标 准	扣分
基本要求5分	1. 衣帽整洁,符合要求	5	护士着装不整洁扣 2 分	
	2. 仪表大方,举止端庄			
	3. 语言亲切,态度和蔼			
操作前准备10分	1. 修剪指甲,洗手,戴口罩	3	1. 未洗手、戴口罩扣 2 分;洗手不规范扣 1 分	
	2. 双人核对医嘱无误	2	2. 未核对医嘱扣 2 分	
	3. 备齐并检查用物	5	3. 用物准备每少一项扣 1 分;用物检查漏一项扣 1 分;检查方法不正确扣 2 分;未测量温度扣 1 分;水温计处置不当扣 1 分	

续　表

项目	操　作　标　准	分值	评　分　标　准	扣分
操作 过程 70 分	1. 携用物至患者床前,评估环境	2	1. 未评估环境扣 2 分	
	2. 核对解释,评估患者:病情、意识状态、配合程度、鼻腔情况(鼻中隔偏曲、息肉等)、鼻腔通气情况、吞咽功能。有义齿者取下义齿	8	2. 未核对扣 2 分,核对不全、漏一项扣 1 分;未作解释或解释不妥扣 2 分;评估不全每项扣 1 分	
	3. 协助患者取坐位或半卧位(昏迷患者去枕头后仰)。打开盖被,确定剑突位置并做标记	5	3. 卧位不符合要求扣 2 分,未口述扣 2 分,未确定剑突位置扣 2 分	
	4. 打开鼻饲包,取治疗巾铺于患者颌下,弯盘置于口角旁,备胶布,清洁双侧鼻腔	5	4. 未备胶布扣 2 分;胶布放置位置不正确扣 1 分;未清洁鼻腔扣 2 分	
	5. 戴手套,检查胃管质量,检查胃管是否通畅	4	5. 未检查胃管质量扣 2 分;未检查胃管是否通畅扣 2 分	
	6. 测量胃管插入长度(需口述)	4	6. 测量胃管长度方法不正确扣 3 分;未口述扣 2 分	
	7. 润滑胃管前段 15～20 cm	2	7. 未润滑胃管前端扣 2 分	
	8. 再次核对患者	2	8. 未核对扣 2 分	
	9. 一手托住胃管,另一手持镊子夹住胃管前端,沿左侧鼻孔缓缓插入,插到咽喉部时,让患者做吞咽动作(昏迷患者将下颌靠近胸骨柄),缓慢插入胃管至预定长度(需口述)	12	9. 插管动作不轻柔扣 2 分;插管一次不成功扣 5 分,顺序颠倒扣 2 分;未口述异常情况扣 6 分;口述不全漏一项扣 2 分	
	10. 将胃管末端置于治疗巾上,脱手套,用胶布固定胃管于鼻翼	2	10. 未固定扣 2 分	
	11. 验证胃管是否在胃内(边操作边口述)	6	11. 未验证胃管是否在胃内扣 6 分;验证不全漏一项扣 2 分	
	12. 关闭胃管末端,用胶布固定胃管于面颊部	2	12. 未固定扣 2 分;胶布固定不牢固扣 1 分	

项目	操 作 标 准	分值	评 分 标 准	扣分
操作过程 70分	13. 注入流质饮食:先注入少量温水,再注入流质,注入完毕以少量温水冲洗胃管,提高胃管末端,水流尽后关闭并反折胃管末端,用纱布包好橡皮圈夹紧,用别针将胃管末端固定于衣领或枕旁	12	13. 灌注顺序颠倒扣5分;注入速度过快扣2分;注入流质前不排气每次扣1分;鼻饲完未提管扣2分;纱布固定不紧扣2分;别针固定不妥扣1分	
	14. 将注明插管日期时间、插管长度的标签贴于胃管末端	2	14. 未贴标识扣2分;标识不符合要求扣1分	
	15. 撤治疗巾、弯盘于治疗车下层	2	15. 未撤治疗巾扣1分;用物处置不规范扣1分	
操作后 7分	1. 再次核对患者信息	2	1. 未核对扣2分;核对不规范扣1分	
	2. 询问患者感觉,告知患者注意事项	1	2. 未询问感受扣1分;注意事项交代不全漏一项扣1分	
	3. 协助患者取舒适体位,整理床单位	2	3. 未调整卧位扣1分;未整理床单位扣1分	
	4. 整理用物,洗手,记录	2	4. 未整理用物扣2分;用物分类不正确每项扣1分;未记录扣1分	
整体评价 8分	1. 熟练程度	2	1. 操作不熟练扣3分	
	2. 爱伤观念	2	2. 爱伤观念薄弱扣2分	
	3. 语言沟通表达能力、心理素质	2	3. 沟通不到位扣2分	
	4. 操作时间10分钟	2	4. 每超时1分钟扣1分	
总分		100		
拔胃管	1. 核对医嘱单,向患者解释、说明操作目的及配合方法		1. 未核对扣2分;核对不规范扣1分	
	2. 抬高床头取半坐卧位,铺治疗巾于颌下,弯盘置于口角旁		2. 未调整卧位扣2分;铺巾、置盘位置不对各扣1分	

续　表

项目	操 作 标 准	分值	评 分 标 准	扣分
拔胃管	3. 将别针去掉,轻轻去除固定的胶布		3. 动作不轻柔扣2分	
	4. 戴一次性手套,一手用纱布包裹近鼻孔处的胃管,另一手缠绕胃管,在患者呼气时,边拔边用纱布擦胃管,拔到咽喉处时,嘱患者屏气后快速拔出,纱布顺势擦拭鼻孔处		4. 拔管方法不正确扣5分;未及时反折胃管扣2分	
	5. 为患者漱口,擦净患者口鼻、面颊部,如有胶布痕迹可用松节油去除		5. 未擦净口鼻、面部及胶布痕迹各扣2分	
	6. 脱手套,撤治疗巾及弯盘		6. 用物处置不正确扣2分	
	7. 协助患者取舒适卧位,整理床单位		7. 未协助患者取合适卧位扣1分;未整理床单位扣1分	
	8. 洗手,记录		8. 未签字、未记录、未洗手各扣1分	

思考题:

患者张某,男,28岁,因车祸致脑干损伤入院。患者昏迷,双侧瞳孔等大,对光反射消失,BP 140/76 mmHg,P 50次/分,R 12次/分,需鼻饲饮食。请思考:

1. 如何为该患者留置胃管?

答:插管前为患者采取去枕平卧头后仰体位,铺巾置盘,测量胃管长度,润滑胃管,插入胃管约10～15 cm时,左手将患者头托起,使下颌抵住胸骨柄,缓慢插入胃管至预定长度。

2. 在插管过程中患者出现呛咳、发绀该如何处理?

答:若出现呛咳、发绀表明误插入气管,应立即拔出胃管,休息片刻之后再重新插管。

第二节　排　尿　护　理

一、留置导尿技术(女患者)

情景:患者王某,女,65岁,因体验发现6 cm×6 cm子宫肌瘤入院,需在全麻下行"腹腔镜下子宫肌瘤切除术",术前为患者留置导尿。查体:患者神志清,精神差,无呕吐。

T 36.5 ℃,P 105 次/分,R 20 次/分,BP 130/80 mmHg,医嘱予"术前常规留置导尿"。

（1）留置导尿技术(女患者)操作流程如表 5-3 所示。

表 5-3　留置导尿技术(女患者)操作流程

项目	操　作　标　准	沟通内容及注意事项
基本要求	1. 衣帽整洁,符合要求	口述:各位评委老师好,我是 X 号选手,现在进行留置导尿技术操作,已准备完毕,请指示
	2. 仪表大方,举止端庄	
	3. 语言亲切,态度和蔼	
操作前准备	1. 修剪指甲,洗手,戴口罩	口述:手消毒液在有效期内,可以使用
	2. 双人核对医嘱	口述:请您帮我核对一下医嘱,X 床 XX,住院号 XXX,留置导尿 st,医嘱核对无误
	3. 备齐并检查用物 (1) 治疗车上层:治疗盘内放无菌导尿包 1 个(包内上层有弯盘 1 个、小方盘 1 个。小方盘内盛手套 1 只、镊子 1 把、纱布、消毒棉球 1 包。包内下层有无菌手套 1 副、洞巾 1 块、弯盘 1 个、大方盘 1 个。大方盘内盛尖镊 1 把、平镊 1 把、纱布、消毒棉球 1 包、尿管 1 根、引流袋、石蜡油棉球 1 个、标本瓶 1 个、10 mL 注射器 1 个。注射器内含 10 mL 0.9%氯化钠溶液)、一次性治疗巾、尿管标签。治疗盘外放执行单、速干手消毒液 (2) 治疗车下层:便盆、生活垃圾桶、医用垃圾桶	口述: (1) 所有物品准备齐全 (2) 无菌导尿包在有效期内,包装完好,挤压无漏气,无破损,可以使用
操作过程	1. 携用物至患者床前,评估环境	口述:环境干净、整洁、宽敞、明亮,温湿度适宜,适合操作
	2. 核对解释,评估患者: (1) 持执行单核对床头卡(床尾卡)和腕带信息 (2) 解释、评估患者,拉上围帘遮挡,叩诊膀胱充盈度	口述: (1) 我是您的责任护士,请问您叫什么名字? 我核对一下您的腕带信息 (2) 您现在感觉怎么样? 由于您需要做手术,术前需要为您留置尿管,以免造成术中误伤膀胱,您之前插过尿管吗? 插尿管就是将一根

项目	操 作 标 准	沟通内容及注意事项
操 作 过 程		导尿管经过尿道插到膀胱,帮助引流尿液,插管过程中稍有些不适,我动作会轻柔一些,请您配合我好吗? 我先评估一下您的膀胱充盈程度,您的膀胱现在比较空虚,刚去上过卫生间是吧? 我再评估一下您的会阴部皮肤情况。会阴部皮肤完整、无红肿、无破损。您现在这样躺着还舒服吗? 您稍等,我准备一下
	3. 安置体位。松开床尾盖被,协助患者取仰卧位,脱去对侧裤腿,盖在近侧腿上,掀开被子斜盖于对侧腿上,协助患者两腿屈曲外展,暴露会阴部	口述:请您配合我脱下一侧裤子取一个合适的体位
	4. 铺治疗巾。取一次性治疗巾平铺于患者臀下	口述:请您抬一下臀部,我为您垫一下治疗巾
	5. 放置初次消毒物品。再次检查并打开导尿包外层,外包装顺势置于生活垃圾桶,取出初次消毒用物,将弯盘置于会阴处,小方盘放于弯盘后面,并将消毒棉球倒入小方盘内	
	6. 初次消毒(顺序:由外向内,自上而下,每个棉球只用1次)。左手戴手套,右手持镊子夹消毒棉球进行初次消毒。依次擦洗阴阜、对侧大阴唇、近侧大阴唇,左手分开大阴唇,消毒对侧小阴唇、近侧小阴唇、尿道口到肛门。脱下手套至弯盘内,将弯盘及方盘一并放于治疗车下层	口述:现在为您消毒,稍微有点凉,请您忍耐一下
	7. 七步洗手法消毒双手	
	8. 放置导尿包。将导尿包置于患者两腿之间,按无菌要求打开治疗巾:先展开左右两边,再展开对侧,最后展开近侧	
	9. 戴无菌手套铺巾。戴无菌手套,铺洞巾于患者外阴处(铺巾时注意不可跨越无菌区),使洞巾与治疗巾形成连续无菌区域	
	10. 整理润滑。检查尿管气囊,关闭引流袋出口处开关,连接尿管和引流袋,润滑导尿管前端4～5 cm,取消毒棉球放于大方盘内	
	11. 再次消毒。弯盘置于会阴处,左手拇指与食指分开并固定小阴唇,右手持尖镊夹取消毒棉球进行二次消毒(顺序:由内到外再到内,自上而下,消毒后左手固定不动),依次擦洗	口述:现在为您再消毒一次

项目	操 作 标 准	沟通内容及注意事项
操作过程	尿道口、对侧小阴唇、近侧小阴唇、尿道口,左手固定不动,右手将用过的污弯盘等置于床尾	
	12. 插入尿管。再次核对患者,大方盘置于会阴处,用平镊夹持导尿管轻轻插入尿道 4～6 cm,见尿后再插入 7～10 cm	口述:我现在要为您插管了,请再告诉我一下您的姓名,请您深呼吸
	13. 导出尿液。松开固定小阴唇的手并下移至距尿道口 2 cm 处固定导尿管,连接注射器,向气囊内注入 10 mL 0.9％氯化钠溶液,往外轻拉导尿管至有阻力感时,证实导尿管已固定于膀胱内	口述:若需做尿培养,先夹住尿管,分离尿管与尿袋,用无菌标本瓶收取中段尿 5 mL;1 次放尿不超过 1 000 mL
	14. 整理用物。纱布擦净尿道口,撤去洞巾,撤治疗巾,脱下手套,将所有用物放置于治疗车下层	口述:请您抬一下臀部,为您撤一下用物
	15. 固定引流。将引流袋固定于低于膀胱高度的床边,将写有插管日期的标签贴于导尿管分叉处,协助患者穿好裤子	口述:我帮您穿好裤子,固定一下引流袋
操作后	1. 再次核对患者信息	口述:请再说一下您的姓名
	2. 询问患者感觉,告知患者注意事项	口述: (1) 尿管我已经为您插好了,您现在感觉怎么样? (2) 您活动的时候轻一些,导尿管不要牵拉太紧,保持引流通畅,勿打折、扭曲尿管,下床活动时引流袋不要高于膀胱水平 (3) 如果您有不适,呼叫器放在枕边,有事请按铃,我也会经常过来看您的
	3. 协助患者取舒适体位,整理床单位,拉开围帘	口述:您这样躺着舒服吗? 好的。感谢您的配合
	4. 整理用物,洗手,记录	

（2）留置导尿技术（女患者）操作考核评分标准如表5－4所示。

表5－4　留置导尿技术（女患者）操作考核评分标准

班级_____　　学号_____　　姓名_____　　成绩_____

项目	操 作 标 准	分值	评 分 标 准	扣分
基本要求5分	1. 衣帽整洁，符合要求	5	护士着装不整洁扣2分	
	2. 仪表大方，举止端庄			
	3. 语言亲切，态度和蔼			
操作前准备10分	1. 修剪指甲，洗手，戴口罩	3	1. 未洗手、戴口罩扣2分；洗手不规范扣1分	
	2. 双人核对医嘱无误	2	2. 未核对医嘱扣2分	
	3. 备齐并检查用物	5	3. 用物准备每少一项扣1分；用物检查不规范每项扣1分	
操作过程65分	1. 携用物至患者床前，评估环境	2	1. 环境未评估扣2分；评估地点错误扣1分	
	2. 核对解释，评估患者：病情、意识状态、配合程度，患者膀胱充盈度、会阴部皮肤黏膜情况，有无插管经历	8	2. 核对不准确扣1分；少评估1项扣1分；未拉上围帘扣1分	
	3. 安置体位。协助患者脱去对侧裤腿，盖在近侧腿上，协助患者取屈膝仰卧位	3	3. 脱裤错误扣1分；遮盖方式不正确扣1分	
	4. 铺治疗巾。治疗巾铺于臀下	1	4. 未铺治疗巾扣2分	
	5. 放置初次消毒物品。再次检查并打开导尿包外层，取出初次消毒用物，将弯盘置于会阴处，小方盘放于弯盘后面，并将消毒棉球倒入小方盘内	4	5. 未检查导尿包扣2分；污染消毒棉球扣1分；弯盘放置位置错误扣1分	
	6. 初次消毒。左手戴手套，右手持镊子夹消毒棉球进行初次消毒。脱下手套至弯盘内，将弯盘及方盘一并放于治疗车下层	7	6. 未消毒扣6分；顺序不对或消毒有遗漏每项扣1分；未戴手套或错误扣2分；未按要求处置用物扣2分	

项目	操 作 标 准	分值	评 分 标 准	扣分
操作过程 65 分	7. 手消毒	2	7. 未洗手扣 2 分	
	8. 放置导尿包。于患者两腿之间,按无菌要求打开无菌导尿包	2	8. 开包污染扣 2 分;打开顺序不正确扣 1 分	
	9. 戴无菌手套铺巾。戴无菌手套,铺洞巾于患者外阴处	5	9. 手套污染扣 2 分;铺巾不规范或污染扣 2 分	
	10. 整理润滑。检查并连接尿管和引流袋,润滑尿管前端 4～5 cm,取消毒棉球放于大方盘内	8	10. 用物污染或未按顺序摆放扣 2 分;未检查导尿管扣 1 分;未检查引流袋扣 1 分;未连接引流袋扣 1 分;未润滑尿管扣 2 分;消毒棉球未规范放置一次扣 2 分	
	11. 再次消毒。弯盘置于外阴处,左手拇指与食指分开并固定小阴唇,右手持尖镊夹取消毒棉球进行二次消毒,左手固定不动,右手将用过的污弯盘等置于床尾	6	11. 弯盘放置位置不正确扣 1 分;未消毒扣 4 分;污染或顺序一次扣 1 分;未固定小阴唇扣 2 分	
	12. 插入尿管。再次核对患者,大方盘置于会阴处,用平镊夹持导尿管轻轻插入尿道 4～6 cm,见尿后再插入 7～10 cm	7	12. 未将大方盘置于会阴处扣 1 分;未进行操作中核对扣 2 分;误插或插入深度不对扣 2 分;见尿未插入或深度不对扣 2 分	
	13. 导出尿液。松开固定小阴唇的手并下移固定导尿管,连接注射器,向气囊内注入 0.9%氯化钠溶液,轻拉导尿管至有阻力感时,证实导尿管已固定于膀胱内(需口述)	4	13. 未固定尿管扣 2 分;未口述扣 2 分;口述不全扣 1 分	
	14. 整理用物。纱布擦净尿道口,撤去洞巾,撤治疗巾,脱下手套,将所有用物放置于治疗车下层	4	14. 未整理用物扣 2 分;脱手套方法错误扣 2 分;用物处置不正确扣 1 分	

续　表

项　目	操　作　标　准	分值	评　分　标　准	扣分
操作 过程 65分	15. 固定引流。固定引流袋,贴标签于导尿管分叉处,协助患者穿好裤子	2	15. 未固定引流袋扣1分;未贴标签扣1分;未协助患者穿裤扣1分	
操作后 10分	1. 再次核对患者信息	2	1. 未核对扣2分;核对不规范扣1分	
	2. 询问患者感觉,告知患者注意事项	3	2. 未告知注意事项扣2分;告知不全每少一项扣1分	
	3. 协助患者取舒适体位,整理床单位。拉开围帘	3	3. 未调整卧位扣1分;未整理床单位扣1分;未拉开围帘扣1分	
	4. 整理用物,洗手,记录	2	4. 未整理用物扣2分;用物分类不正确每项扣1分;未记录扣1分	
整体 评价 10分	1. 熟练程度	3	1. 操作不熟练扣3分	
	2. 爱伤观念、无菌观念	3	2. 爱伤观念、无菌观念薄弱扣3分	
	3. 语言沟通表达能力、心理素质	2	3. 沟通不到位扣2分	
	4. 操作时间12分钟	2	4. 每超时1分钟扣1分	
总分		100		

二、留置导尿技术(男患者)

情景:患者王某,男,65岁,因"突发中上腹部疼痛11小时"入院,需在全麻下行"剖腹探查术",术前为患者留置导尿(腹部手术中留置导尿可防止术中误伤膀胱)。查体:患者神志清,精神差,无呕吐。T 36.5 ℃,P 105 次/分,R 20 次/分,BP 130/80 mmHg,医嘱予"术前常规留置导尿"。

(1)留置导尿技术(男患者)操作流程如表5-5所示。

表 5－5　留置导尿技术(男患者)操作流程

项目	操 作 标 准	沟通内容及注意事项
基本要求	1. 衣帽整洁,符合要求 2. 仪表大方,举止端庄 3. 语言亲切,态度和蔼	口述:各位评委老师好,我是 X 号选手,现在进行留置导尿技术操作,已准备完毕,请指示
操作前准备	1. 修剪指甲,洗手,戴口罩	口述:手消毒液在有效期内,可以使用
	2. 双人核对医嘱	口述:请您帮我核对一下医嘱,X 床 XX,住院号 XXX,留置导尿,医嘱核对无误
	3. 备齐并检查用物 (1) 治疗车上层:治疗盘内放无菌导尿包 1 个(包内上层有弯盘 1 个、小方盘 1 个。小方盘内盛手套 1 只、镊子 1 把、纱布、消毒棉球 1 包。包内下层有无菌手套 1 副、洞巾 1 块、弯盘 1 个、大方盘 1 个。大方盘内盛尖镊 1 把、平镊 1 把、纱布、消毒棉球 1 包、尿管 1 根、引流袋、石蜡油棉球 1 个、标本瓶 1 个、10 mL 注射器 1 个。注射器内含 10 mL 0.9%氯化钠溶液)、一次性治疗巾、尿管标签。治疗盘外放执行单、速干手消毒液 (2) 治疗车下层:便盆、生活垃圾桶、医用垃圾桶	口述: (1) 所有物品准备齐全 (2) 无菌导尿包在有效期内,包装完好,挤压无漏气,无破损,可以使用
操作过程	1. 携用物至患者床前,评估环境	口述:环境干净、整洁、宽敞、明亮、温湿度适宜,适合操作
	2. 核对解释,评估患者 (1) 持执行单核对床头卡(床尾卡)和腕带信息 (2) 解释、评估患者,拉上围帘遮挡,叩诊膀胱充盈度	口述: (1) 我是您的责任护士,请问您叫什么名字?我核对一下您的腕带信息 (2) 您现在感觉怎么样?由于您需要做手术,术前需要为您留置尿管,以免造成术中误伤膀胱,您之前插过尿管吗?插尿管就是将一根导尿管经过尿道插到膀胱,帮助引流尿液,插管过程中稍有些不适,我动作会轻柔一些,请您配合我好吗?我先评估一下您的膀胱

项目	操 作 标 准	沟通内容及注意事项
操 作 过 程		充盈程度,您的膀胱现在比较空虚,刚去上过卫生间是吧? 我再评估一下您的会阴部皮肤情况,会阴部皮肤完整、无红肿、无破损。您现在这样躺着还舒服吗? 您稍等,我准备一下
	3. 安置体位。松开床尾盖被,协助患者取仰卧位,脱去对侧裤腿,盖在近侧腿上,掀开被子斜盖于对侧腿上,协助患者两腿屈曲外展,暴露会阴部	口述:请您配合我脱下一侧裤子取一个合适的体位
	4. 铺治疗巾。取一次性治疗巾平铺于患者臀下	口述:请您抬一下臀部,我为您垫一下治疗巾
	5. 放置初次消毒物品。再次检查并打开导尿包外层,外包装顺势置于生活垃圾桶,取出初次消毒用物,将弯盘置于会阴处,小方盘放于弯盘后面,并将消毒棉球倒入小方盘内	
	6. 初次消毒(顺序:由内向外,每个棉球只能使用一次)。左手戴手套,右手持镊子夹消毒棉球进行初次消毒。依次擦洗阴阜、阴茎背侧、阴茎腹侧及阴囊,左手取纱布裹住阴茎将包皮向后推,暴露尿道口,自尿道口向外向后旋转消毒尿道口、龟头、冠状沟数次,脱下手套至弯盘内,将弯盘及小方盘一并放于治疗车下层	口述:现在为您消毒,稍微有点凉,请您忍耐一下
	7. 七步洗手法消毒双手	
	8. 放置导尿包。将导尿包置于患者两腿之间,按无菌要求打开治疗巾:先展开左右两边,再展开对侧,最后展开近侧	
	9. 戴无菌手套铺巾。戴无菌手套,铺洞巾于患者外阴处,使洞巾与治疗巾形成连续无菌区域(铺巾时注意不可跨越无菌区)	
	10. 整理润滑。检查尿管气囊,关闭引流袋出口处开关,连接尿管和引流袋,润滑导尿管前端20～22 cm,取消毒液棉球放于大方盘内	
	11. 再次消毒(顺序:由内向外,消毒后左手固定不动)。弯盘置于会阴处,左手取纱布将包皮向后推以露出尿道口,右手持尖镊夹取消毒棉球进行二次消毒,依次擦洗尿道口、龟头、冠状沟数次。左手固定不动,右手将用过的污弯盘等置于床尾	口述:现在为您再消毒一次

项目	操　作　标　准	沟通内容及注意事项
操作过程	12. 插入尿管。再次核对患者,大方盘置于会阴处,左手继续用纱布固定并提起阴茎,与腹壁成 60°角(使耻骨前弯消失);右手取平镊夹持导尿管轻轻插入尿道 20～22 cm,见尿后再插入 7～10 cm	口述:我现在要为您插管了,请再告诉我一下您的姓名,请您深呼吸
	13. 导出尿液。松开固定阴茎的手并下移至距尿道口 2 cm 处固定导尿管,连接注射器,向气囊内注入 10 mL 0.9%氯化钠溶液,往外轻拉导尿管至有阻力感时,证实导尿管已固定于膀胱内	口述:若需做尿培养,先夹住尿管,分离尿管与尿袋,用无菌标本瓶收取中段尿 5 mL;第 1 次放尿不超过 1 000 mL
	14. 整理用物。纱布擦净尿道口,撤去洞巾,撤治疗巾,脱下手套,将所有用物放置于治疗车下层	口述:请您抬一下臀部,我为您撤一下用物
	15. 固定引流。将引流袋固定于低于膀胱高度的床边,将写有插管日期的标签贴于导尿管分叉处,协助患者穿好裤子	口述:我帮您穿好裤子,固定引流袋
操作后	1. 再次核对患者信息	口述:请再说一下您的姓名
	2. 询问患者感觉,告知患者注意事项	口述: (1) 尿管我已经为您插好了,您现在感觉怎么样? (2) 您活动的时候轻一些,导尿管不要牵拉太紧,保持引流通畅,勿打折、扭曲尿管,下床活动时引流袋不要高于膀胱水平 (3) 如果您有不适,呼叫器放在枕边,有事请按铃,我也会经常过来看您的
	3. 协助患者取舒适体位,整理床单位,拉开围帘	口述:您这样躺着舒服吗? 好的。感谢您的配合
	4. 整理用物,洗手,记录	

（2）留置导尿技术（男患者）操作考核评分标准如表 5-6 所示。

表 5-6 留置导尿技术（男患者）操作考核评分标准

班级_____ 学号_____ 姓名_____ 成绩_____

项目	操 作 标 准	分值	评 分 标 准	扣分
基本要求 5分	1. 衣帽整洁，符合要求 2. 仪表大方，举止端庄 3. 语言亲切，态度和蔼	5	护士着装不整洁扣2分	
操作前准备 10分	1. 修剪指甲，洗手，戴口罩	3	1. 未洗手、戴口罩扣2分；洗手不规范扣1分	
	2. 双人核对医嘱无误	2	2. 未核对医嘱扣2分	
	3. 备齐并检查用物	5	3. 用物准备每少一项扣1分；用物检查不规范每项扣1分	
操作过程 65分	1. 携用物至患者床前，评估环境	2	1. 环境未评估扣2分；评估地点错误扣1分	
	2. 核对解释，评估患者：病情、意识状态、配合程度，患者膀胱充盈度、会阴部皮肤黏膜情况，有无插管经历	8	2. 核对不准确扣1分；少评估1项扣1分；未拉上围帘扣1分	
	3. 安置体位。协助患者脱去对侧裤腿，盖在近侧腿上，协助患者取屈膝仰卧位	3	3. 脱裤错误扣1分；遮盖方式不正确扣1分	
	4. 铺治疗巾。治疗巾铺于臀下	1	4. 未铺治疗巾扣1分	
	5. 放置初次消毒物品。再次检查并打开导尿包外层，取出初次消毒用物，将弯盘置于会阴处，小方盘放于弯盘后面，并将消毒棉球倒入小方盘内	4	5. 未检查导尿包扣2分；污染消毒棉球扣1分；弯盘放置位置错误扣1分	
	6. 初次消毒。左手戴手套，右手持镊子夹消毒棉球进行初次消毒。依次擦洗阴阜、阴茎背侧、阴茎腹侧及阴囊，左手取纱布裹住阴茎将包皮向后推，暴露	7	6. 未消毒扣6分；顺序不对或消毒有遗漏每项扣1分；未戴手套或错误扣2分；未按要求处置用物扣2分	

项目	操 作 标 准	分值	评 分 标 准	扣分
	尿道口,自尿道口向外向后旋转消毒尿道口、阴茎头、冠状沟数次,脱下手套至弯盘内,将弯盘及方盘一并放于治疗车下层			
	7. 手消毒	2	7. 未洗手扣2分	
	8. 放置导尿包于患者两腿之间,按无菌要求打开无菌导尿包	2	8. 开包污染扣2分;打开顺序不正确扣1分	
	9. 戴无菌手套铺巾。戴无菌手套,铺洞巾于患者外阴处	5	9. 手套污染扣2分;铺巾不规范或污染扣2分	
操作过程65分	10. 整理润滑。检查并连接尿管和引流袋,润滑尿管前端20～22 cm,取消毒棉球放于大方盘内	8	10. 用物污染或未按顺序摆放扣2分;未检查导尿管扣1分;未检查引流袋扣1分;未连接引流袋扣1分;未润滑尿管扣2分;消毒棉球未规范放置一次扣2分	
	11. 再次消毒。弯盘置于外阴处,左手取纱布将包皮向后推以露出尿道口,右手持尖镊夹取消毒棉球进行二次消毒,左手固定不动,右手将用过的污弯盘等置于床尾	6	11. 弯盘放置位置不正确扣1分;未消毒扣4分;污染或顺序一次扣1分;未固定阴茎扣2分	
	12. 插入尿管。再次核对患者,大方盘置于会阴处,左手继续用纱布固定并提起阴茎,与腹壁成60°角;右手用平镊夹持导尿管轻轻插入尿道20～22 cm,见尿后再插入7～10 cm	7	12. 未将大方盘置于会阴处扣1分;未进行操作中核对扣2分;误插或插入深度不对扣2分;见尿未插入或深度不对扣2分;未提起阴茎扣2分;提起阴茎角度不正确扣1分	
	13. 导出尿液。松开固定阴茎的手并下移固定导尿管,连接注射器,向气囊内注入0.9%氯化钠溶液,轻拉导尿管至有阻力感时,证实导尿管已固定于膀胱内(需口述)	4	13. 未固定尿管扣2分;未口述扣2分;口述不全扣1分	

续　表

项目	操作标准	分值	评分标准	扣分
操作过程 65分	14. 整理用物。纱布擦净尿道口,撤去洞巾,撤治疗巾,脱下手套,将所有用物放置于治疗车下层	4	14. 未整理用物扣2分;脱手套方法错误扣2分;用物处置不正确扣1分	
	15. 固定引流。固定引流袋,贴标签于导尿管分叉处,协助患者穿好裤子	2	15. 未固定引流袋扣1分;未贴标签扣1分;未协助患者穿裤扣1分	
操作后 10分	1. 再次核对患者信息	2	1. 未核对扣2分;核对不规范扣1分	
	2. 询问患者感觉,告知患者注意事项	3	2. 未告知注意事项扣2分;告知不全每少一项扣1分	
	3. 协助患者取舒适体位,整理床单位。拉开围帘	3	3. 未调整卧位扣1分;未整理床单位扣1分;未拉开围帘扣1分	
	4. 整理用物,洗手,记录	2	4. 未整理用物扣2分;用物分类不正确每项扣1分;未记录扣1分	
整体评价 10分	1. 熟练程度	3	1. 操作不熟练扣3分	
	2. 爱伤观念、无菌观念	3	2. 爱伤观念、无菌观念薄弱扣3分	
	3. 语言沟通表达能力、心理素质	2	3. 沟通不到位扣2分	
	4. 操作时间12分钟	2	4. 每超时1分钟扣1分	
总分		100		

思考题:

患者,男,65岁,神志改变3天入院,既往有前列腺增生病史,T 39 ℃,浅昏迷,家属诉患者24小时未排尿,医嘱给予留置导尿、尿培养检查。请思考:

1. 护士为该患者留置尿管时需注意哪些问题?

答:插管过程中严格遵循无菌技术操作;保护患者隐私、保暖;插管过程中动作要轻柔;气囊固定尿管时勿过度牵拉尿管;第一次放尿量不得超过1 000 mL。

2. 如何为该患者留取尿培养标本?

答:先引流出部分尿液,然后夹闭尿管,分离尿管与引流袋连接处,用无菌标本管接取中段尿 5 mL,盖好瓶盖放置合适位置,重新连接好尿管与引流袋。

三、膀胱冲洗技术

情景:患者李某,女,65 岁,入院诊断"尿路感染",因留置尿管期间发现尿液浑浊,医嘱予"0.9%氯化钠溶液 250 mL 膀胱冲洗 qd"。

(1)膀胱冲洗技术操作流程如表 5-7 所示。

表 5-7 膀胱冲洗技术操作流程

项目	操 作 标 准	沟通内容及注意事项
基本要求	1. 衣帽整洁,符合要求 2. 仪表大方,举止端庄 3. 语言亲切,态度和蔼	口述:各位评委老师好,我是 X 号选手,现在进行膀胱冲洗技术操作,已准备完毕,请指示
操作前准备	1. 修剪指甲,洗手,戴口罩	口述:手消毒液在有效期内,可以使用
	2. 双人核对医嘱	口述:请您帮我核对一下医嘱,X 床 XX,住院号 XXX,0.9%氯化钠溶液 250 mL 膀胱冲洗 qd,医嘱核对无误
	3. 备齐并检查用物 (1)治疗车上层:治疗盘内放无菌棉签、安尔碘、输液器 1 套,按医嘱准备的冲洗液,治疗盘外放执行单、膀胱冲洗标识牌、弯盘、速干手消毒液 (2)治疗车下层:便盆、生活垃圾桶、医用垃圾桶 (3)输液架	口述: (1)所有物品准备齐全 (2)0.9%氯化钠溶液 250 mL,瓶口无松动,瓶身瓶底无裂痕,对光检查无沉淀、浑浊、絮状物,在有效期内可以使用,拉环完好 (3)棉签已开启,在有效期内可以使用,安尔碘已开启,在有效期内可以使用 (4)一次性输液器包装完好,挤压无漏气,在有效期内可以使用
操作过程	1. 携用物至患者床前,评估环境	口述:环境干净、整洁、宽敞、明亮,温湿度适宜,适合操作
	2. 核对解释,评估患者 (1)持执行单核对床头卡(床尾卡)和腕带信息	口述: (1)我是您的责任护士,请问您叫什么名字?我核对一下您的腕带信息

项目	操　作　标　准	沟通内容及注意事项
操作过程	（2）解释、评估患者，关闭门窗、拉上围帘	（2）您现在感觉怎么样？因为您长期留置尿管导致尿路感染，我来遵医嘱为您进行膀胱冲洗。膀胱冲洗就是通过导尿管将药物注入膀胱，将您体内的毒素、细菌排出体外，防止您感染加重，这是一项无创操作，请您配合我好吗？我检查一下您尿路引流情况，导尿管固定妥当、引流通畅。请您稍等，我准备一下
	3. 协助患者取舒适卧位，排空膀胱内尿液，关闭引流管	口述：您这样躺着可以吗？
	4. 溶液准备。常规消毒 0.9% 氯化钠溶液瓶塞，打开输液器，将针头插入瓶塞，倒挂 0.9% 氯化钠溶液瓶于输液架上，排气后关闭调节器。挂膀胱冲洗标识牌	
	5. 连接导尿管与输液器。常规消毒导尿管引流端尾端 2 遍，将头皮针穿刺入导尿管，并用胶布固定	
	6. 核对患者，放液冲洗。再次核对患者，关闭引流管，开放冲洗管，调节滴速待患者有尿意或滴入溶液 200～300 mL 后，关闭冲洗管，放开引流管，将冲洗液全部引流出来后，再关闭引流管，开放冲洗管，如此反复冲洗至流出液澄清为止	口述：我要为您冲洗了，请再说一下您的姓名。滴速为 60～80 滴/分钟
	7. 观察反应。在冲洗过程中，经常询问患者感受，观察患者反应及引流液性状	口述：膀胱冲洗已经开始了，您有什么不舒服吗？
	8. 冲洗完毕，拔出头皮针，固定好导尿管及引流袋。取下膀胱冲洗标识牌	口述：膀胱冲洗已经完毕，现在我为您取下标识牌
操作后	1. 再次核对患者	口述：请再说一下您的姓名
	2. 询问患者感觉，告知患者注意事项	口述： （1）膀胱冲洗结束了，您现在感觉怎么样？ （2）您活动的时候轻一些，导尿管不要牵拉太紧，保持引流通畅，勿打折、扭曲尿管，下床活动时引流袋不要高于膀胱水平 （3）如果您有不适，呼叫器放在枕边，有事请按铃，我也会经常过来看您的

续　表

项目	操 作 标 准	沟通内容及注意事项
操作后	3. 协助患者取舒适体位,整理床单位。拉开围帘	口述:您这样躺着舒服吗? 好的,感谢您的配合
	4. 整理用物,洗手,记录	

（2）膀胱冲洗技术操作考核评分标准如表 5-8 所示。

表 5-8　膀胱冲洗技术操作考核评分标准

班级_____　　学号_____　　姓名_____　　成绩_____

项目	操 作 标 准	分值	评 分 标 准	扣分
基本要求 5 分	1. 衣帽整洁,符合要求	5	护士着装不整洁扣 2 分	
	2. 仪表大方,举止端庄			
	3. 语言亲切,态度和蔼			
操作前准备 10 分	1. 修剪指甲,洗手,戴口罩	3	1. 未洗手、戴口罩扣 2 分;洗手不规范扣 1 分	
	2. 双人核对医嘱无误	2	2. 未核对医嘱扣 2 分	
	3. 备齐并检查用物	5	3. 用物准备每少一项扣 1 分;用物检查不规范每项扣 1 分	
操作过程 60 分	1. 携用物至患者床前,评估环境	3	1. 环境未评估扣 2 分;评估地点错误扣 1 分	
	2. 核对解释,评估患者:病情、意识状态、配合程度、尿液引流情况,拉上围帘	7	2. 核对不准确扣 2 分;少评估 1 项扣 1 分;未拉上围帘扣 1 分	
	3. 协助患者取舒适卧位,排空膀胱内尿液,关闭引流管	6	3. 未取舒适卧位扣 2 分;未排空膀胱扣 2 分;未关闭引流管扣 2 分	
	4. 溶液准备。常规消毒 0.9% 氯化钠溶液瓶口,打开输液器,将针头插入瓶塞,倒挂 0.9% 氯化钠溶液瓶于输液架上,排气后关闭调节器。挂膀胱冲洗标识牌	10	4. 消毒不规范扣 2 分;排气不规范扣 5 分;未挂标识牌扣 2 分	

续　表

项　目	操　作　标　准	分值	评　分　标　准	扣分
操作过程60分	5. 连接导尿管与输液器。常规消毒导尿管尾端2遍,将头皮针穿刺入导尿管,并用胶布固定	10	5. 消毒不规范扣2分;连接不规范扣3分;未固定扣2分	
	6. 核对患者,放液冲洗。再次核对患者,关闭引流管,开放冲洗管,调节滴速。反复冲洗至流出液澄清为止	10	6. 未核对患者扣2分;未关闭引流管扣3分;调节滴速不合格扣3分;冲洗不符合要求扣5分	
	7. 观察反应。在冲洗过程中,经常询问患者感受,观察患者反应及引流液性状	7	7. 未询问患者感受扣3分;未观察引流性状扣2分	
	8. 冲洗完毕,拔出头皮针,固定好导尿管及引流袋。取下膀胱冲洗标识牌	7	8. 未断开连接扣3分;未固定尿管及引流袋扣2分;未取下标识牌扣2分	
操作后15分	1. 再次核对患者和药液信息	2	1. 未核对扣2分;核对不规范扣1分	
	2. 询问患者感觉,告知患者注意事项	2	2. 未告知注意事项扣2分;告知不全每少一项扣1分	
	3. 协助患者取舒适体位,整理床单位。拉开围帘	3	3. 未调整卧位扣1分;未整理床单位扣1分;未拉开围帘扣1分	
	4. 整理用物,洗手,记录	5	4. 未整理用物扣2分;用物分类不正确每项扣1分;未记录扣1分	
整体评价10分	1. 熟练程度	3	1. 操作不熟练扣3分	
	2. 爱伤观念、无菌观念	3	2. 爱伤观念、无菌观念薄弱扣3分	
	3. 语言沟通表达能力、心理素质	2	3. 沟通不到位扣2分	
	4. 操作时间7分钟	2	4. 每超时1分钟扣1分	
总分		100		

思考题：

患者王某,男,75 岁,入院诊断"前列腺增生",今日在全麻下行经尿道前列腺电切术,术后遵医嘱给予持续膀胱冲洗。请思考：

1. 该患者应使用哪种膀胱冲洗液?

答：选用 4 ℃左右的生理盐水冲洗。

2. 冲洗过程中应注意什么问题?

答：冲洗过程中嘱患者深呼吸放松,若患者出现腹痛、腹胀、膀胱剧烈收缩等情况应立即停止并报告医生；严密观察患者病情及引流情况,如引流量少于灌入量考虑有血块或脓液阻塞导管,可增加冲洗次数或更换尿管；若患者冲洗后出血较多或血压下降应停止冲洗并报告医生。

第三节　排便护理

一、大量不保留灌肠技术

情景： 患者王某,男,67 岁,主诉腹痛、腹胀、乏力、3 日未排便,触诊腹部较硬实且紧张。诊断为便秘,医嘱予"0.2％肥皂水灌肠 st"。

（1）大量不保留灌肠技术操作流程如表 5-9 所示。

表 5-9　大量不保留灌肠技术操作流程

项目	操 作 标 准	沟通内容及注意事项
基本要求	1. 衣帽整洁,符合要求	口述：各位评委老师好,我是 X 号选手,现在进行大量不保留灌肠技术操作,已准备完毕,请指示
	2. 仪表大方,举止端庄	
	3. 语言亲切,态度和蔼	
操作前准备	1. 修剪指甲,洗手,戴口罩	口述：手消毒液在有效期内,可以使用
	2. 双人核对医嘱	口述：请您帮我核对一下医嘱,X 床 XX,住院号 XXX,0.2％肥皂水灌肠 st,医嘱核对无误

项目	操　作　标　准	沟通内容及注意事项
操作前准备	3. 备齐并检查用物,并测量水温 (1) 治疗车上层:治疗盘内备一次性灌肠器包(包内有垫巾、灌肠器一套、浓肥皂液1包、纸巾数张、手套、石蜡油棉球)、水温计、纱布,治疗盘外备执行单、量杯(内盛39～41℃温水)、弯盘、速干手消毒液 (2) 治疗车下层:便盆及便盆巾、生活垃圾桶、医用垃圾桶 (3) 其他:输液架	口述: (1) 所有物品准备齐全 (2) 一次性灌肠包在有效期内,包装完好、无破损、无漏气,可以使用 (3) 灌肠液500 mL,40℃,温度适宜可以使用
操作过程	1. 携用物至患者床前,评估环境	口述:环境干净、整洁、宽敞、明亮,温湿度适宜,适合操作
	2. 核对解释,评估患者 (1) 持执行单核对床头卡(床尾卡)和腕带信息 (2) 解释、评估患者,关闭门窗、调节室温、拉上围帘	口述: (1) 我是您的责任护士,请问您叫什么名字? 我核对一下您的腕带信息 (2) 您现在感觉怎么样? 3天没解大便憋得难受吧? 根据您的病情,我来遵医嘱为您灌肠,缓解您便秘的症状,您之前灌过肠吗? 灌肠就是将一根软管通过肛门插入直肠,灌入液体,软化粪便,促进大便排出,插管时稍有不适,我动作会轻柔一些,请您配合我好吗? 我先评估一下您的肛周皮肤情况,肛周皮肤、黏膜完好、无破损、无红肿
	3. 安置体位。协助患者取左侧卧位,双腿屈曲,臀部移至近侧床边。脱裤至膝部,盖好被子,暴露臀部	口述:为了方便操作,请您背向我侧卧,臀部往床边挪一下,我帮您把裤子脱一下
	4. 垫巾挂袋。打开一次性灌肠包,取出垫巾铺于患者臀下,弯盘置于臀边,取出灌肠袋,关闭引流管上的开关,并挂于输液架上,将浓肥皂液挤入量杯内,搅拌混匀,将灌肠液倒入灌肠袋内,调节输液架高度,使液面距肛门40～60 cm	口述:我帮您垫一下垫巾
	5. 润管排气。戴手套,润滑肛管前端,排尽管内气体,关闭引流管开关。注意,先润滑再排气	

项目	操 作 标 准	沟通内容及注意事项
操作过程	6. 核对、插管灌液。再次核对,左手垫纸巾分开臀部,暴露肛门,并嘱患者深呼吸,右手将肛管从肛门轻轻插入直肠 7~10 cm,左手下移固定肛管,右手打开引流管开关使溶液缓缓流入直肠	口述:请再告诉我一下您的姓名,现在要给您插管了,请您深呼吸
	7. 观察处理。密切观察筒内液面下降情况和患者反应	口述: (1) 如液面下降过慢或停止为肛管阻塞,可移动或挤捏肛管;若患者出现腹胀或有便意,应嘱其做深呼吸,同时降低灌肠筒的高度以减慢流速或暂停片刻;若患者出现面色苍白、脉速、出冷汗、剧烈腹痛、心慌、气急等,应立即停止灌肠并告知医生,给予紧急处理 (2) 您现在感觉怎么样? 有没有不舒服的地方?
	8. 拔出肛管。待灌肠液即将流尽时关闭引流管开关,用纸巾包裹肛管轻轻拔出,擦净肛门,翻转脱下手套包裹肛管,一同弃于医用垃圾桶内。撤弯盘、垫巾于治疗车下层	
	9. 协助患者穿裤平卧,拉开围帘	口述:我帮您穿上裤子,您可以平躺
操作后	1. 再次核对患者和药液信息	口述:请再说一下您的床号、姓名
	2. 询问患者感觉,告知患者注意事项	口述: (1) 灌肠已经为您做完了,您现在感觉怎么样? (2) 请您保留灌肠液 5~10 分钟再排便 (3) 如果您有不适,呼叫器放在枕边,有事请按铃,我也会经常过来看您的
	3. 协助患者取舒适体位,整理床单位	口述:您这样躺着可以吗? 好的。感谢您的配合
	4. 整理用物,洗手,记录	

(2) 大量不保留灌肠操作考核评分标准如表 5 - 10 所示。

表 5 - 10 大量不保留灌肠操作考核评分标准

班级_____ 学号_____ 姓名_____ 成绩_____

项目	操 作 标 准	分值	评 分 标 准	扣分
基本要求5分	1. 衣帽整洁,符合要求	5	护士着装不整洁扣 2 分	
	2. 仪表大方,举止端庄			
	3. 语言亲切,态度和蔼			

续　表

项目	操作标准	分值	评分标准	扣分
操作前准备 10分	1. 修剪指甲,洗手,戴口罩	3	1. 未洗手、戴口罩扣2分;洗手不规范扣1分	
	2. 双人核对医嘱无误	2	2. 未核对医嘱扣2分	
	3. 备齐并检查用物	5	3. 用物准备每少一项扣1分;用物检查不规范每项扣1分	
操作过程 60分	1. 携用物至患者床前,评估环境	2	1. 环境未评估扣2分;评估地点错误扣1分	
	2. 核对解释,评估患者:病情、意识状态、配合程度,患者肛周皮肤黏膜情况。关闭门窗、调节室温、拉上围帘	6	2. 核对不准确扣2分;少评估1项扣1分;未拉围帘扣1分	
	3. 安置体位。协助患者取左侧卧位,双腿屈曲,臀部移至近侧床边。脱裤至膝部,盖好被子,暴露臀部	4	3. 姿势摆放不妥扣3分;过度暴露患者扣1分	
	4. 垫巾挂袋。打开灌肠包,取出垫巾铺于患者臀下,弯盘置于臀边,取出灌肠袋,关闭引流管上的开关,并挂于输液架上,将浓肥皂液挤入量杯内,搅拌混匀,将灌肠液倒入灌肠袋内,调节输液架高度,使液面距肛门40~60 cm	8	4. 未垫巾或方法不对扣2分;未关闭引流管扣2分;未调节输液架高度扣1分;液面高度有误扣2分	
	5. 润管排气。戴手套,润滑肛管前端。排尽管内气体,关闭引流管开关	12	5. 未戴手套扣2分;未润滑肛管扣2分;排尽空气方法不对或未排气扣4分;润滑肛管时间不对扣1分	
	6. 核对、插管灌液。再次核对,左手垫纸巾分开臀部,暴露肛门,并嘱患者深呼吸,右手将肛管从肛门轻轻插入直肠7~10 cm,左手下移固定肛管,右手打开引流管开关使溶液缓缓流入直肠	10	6. 未再次核对扣2分;未指导患者配合扣2分;插管动作不规范或粗鲁扣2分;插管深度错误扣2分;肛管脱出扣2分;流速过快扣2分	

项　目	操　作　标　准	分值	评　分　标　准	扣分
操作 过程 60分	7. 观察处理。密切观察袋内液面下降情况和患者反应(需口述)	12	7. 未观察液面扣 2 分；未询问患者感受扣 2 分；未口述扣 6 分，漏一条扣 2 分	
	8. 拔出肛管。待灌肠液即将流尽时关闭引流管开关,用纸巾包裹肛管轻轻拔出,擦净肛门,翻转脱下手套包裹肛管,一同弃于医用垃圾桶内。撤弯盘、垫巾于治疗车下层	4	8. 未及时夹管扣 4 分；拔管动作粗暴扣 2 分；垃圾分类处理错误扣 2 分；弯盘未移至治疗车下扣 2 分；未擦净肛门扣 2 分	
	9. 协助患者穿裤平卧,拉开围帘	2	9. 未给患者穿裤扣 1 分；未拉开围帘扣 1 分	
操作后 15分	1. 再次核对患者和药液信息	2	1. 未核对扣 2 分；核对不规范扣 1 分	
	2. 询问患者感觉,告知患者注意事项	5	2. 未告知注意事项扣 2 分；告知不全每少一项扣 1 分	
	3. 协助患者取舒适体位,整理床单位	2	3. 未调整卧位扣 1 分；未整理床单位扣 1 分	
	4. 整理用物,洗手,记录	6	4. 未整理用物扣 2 分；用物分类不正确每项扣 1 分；未记录扣 1 分	
整体 评价 10分	1. 熟练程度	3	1. 操作不熟练扣 3 分	
	2. 爱伤观念	3	2. 爱伤观念薄弱扣 3 分	
	3. 语言沟通表达能力、心理素质	2	3. 沟通不到位扣 2 分	
	4. 操作时间 5 分钟	2	4. 每超时 1 分钟扣 1 分	
总分		100		

思考题:

患者袁某,女,37 岁,因"腹痛、腹泻、果酱样便"入院,诊断为阿米巴痢疾。医嘱给予"甲硝唑溶液保留灌肠"。请思考:

1. 护士应为该患者采用何种卧位? 为什么?

答:该患者应采取右侧卧位,因为阿米巴痢疾病变多在回盲部,右侧卧位可以使药液直达患处,有利于提高疗效。

2. 保留灌肠插管深度为多少? 液面距肛门多少距离? 灌肠液的温度和量各是多少? 保留多长时间?

答:保留灌肠插入肛门 15~20 cm,液面距肛门不超过 30 cm,保留灌肠溶液量不超过 200 mL,溶液温度 38 ℃。

二、肛管排气技术

情景:患者韩某,男,29 岁,既往体健,因"嗳气、腹胀难忍"来院就诊,8 小时前有暴饮暴食史。查体可见腹部隆起明显,叩诊为鼓音,X 线检查显示为肠胀气。经适当运动及热敷腹部效果不佳,医嘱予"肛管排气"。

(1) 肛管排气技术操作流程如表 5-11 所示。

表 5-11　肛管排气技术操作流程

项目	操作标准	沟通内容及注意事项
基本要求	1. 衣帽整洁,符合要求	口述:各位评委老师好,我是 X 号选手,现在进行肛管排气技术操作,已准备完毕,请指示
	2. 仪表大方,举止端庄	
	3. 语言亲切,态度和蔼	
操作前准备	1. 修剪指甲,洗手,戴口罩	口述:手消毒液在有效期内,可以使用
	2. 双人核对医嘱	口述:请您帮我核对一下医嘱,X 床 XX,住院号 XXX,肛管排气,医嘱核对无误
	3. 备齐并检查用物 (1) 治疗车上层:治疗盘内放肛管、橡胶管、透明小口瓶(内盛水 3/4 满)、石蜡油棉球、胶布、别针、卫生纸、一次性手套。治疗盘外放执行单、弯盘、速干手消毒液 (2) 治疗车下层:生活垃圾桶、医用垃圾桶	口述:所有物品准备齐全,均符合操作要求可以使用
操作过程	1. 携用物至患者床前,评估环境	口述:环境干净、整洁、宽敞、明亮,温湿度适宜,适合操作

项目	操 作 标 准	沟通内容及注意事项
操作过程	2. 核对解释,评估患者 　(1) 持执行单核对床头卡(床尾卡)和腕带信息 　(2) 解释、评估患者,关闭门窗、调节室温、拉上围帘	口述: (1) 我是您的责任护士,请问您叫什么名字? 我核对一下您的腕带信息 (2) 您现在感觉怎么样? 因为您腹胀不能自行排气,我遵医嘱为您进行肛管排气以缓解症状,您之前做过肛管排气吗? 肛管排气就是将一根软管由肛门插入肠道,是一种排出肠道内积气的方法。插管过程中稍微有些不适,我动作会轻柔一些,请您配合我好吗? 您需要上卫生间吗? 好,我先评估一下您肛周皮肤状况,肛周皮肤完好、无破损、无红肿
	3. 安置体位。协助患者取左侧卧位,双腿屈曲,臀部移至近侧床边。脱裤至膝部,盖好被子,暴露臀部	口述:为了方便操作,请您背向我侧卧,臀部往床边挪一下,我帮您把裤子脱一下
	4. 备胶布,将盛水的小口瓶系于床边	
	5. 将橡胶管的一端连接肛管,另一端插入瓶中液面以下	
	6. 戴手套,润滑肛管前端	
	7. 再次核对患者,左手垫纸巾分开臀部,暴露肛门,并嘱患者深呼吸,右手将肛管从肛门轻轻插入直肠 15～18 cm	口述:请再说一下您的姓名。现在要给您插管了,请您深呼吸
	8. 用胶布交叉固定肛管于臀部	
	9. 橡胶管留出足够长度用别针固定在大单上	
	10. 观察和记录排气情况	口述:瓶内有气泡冒出,排气通畅。如排气不畅,可环形按摩腹部或帮助患者转换体位。您现在感觉怎么样? 腹胀是否减轻? 保留肛管不超过 20 分钟
	11. 用纸巾包裹肛管轻轻拔出,擦净肛门,翻转脱下手套包裹肛管,一同弃于医用垃圾桶内	
	12. 协助患者穿裤平卧,拉开围帘	口述:我现在帮您穿上裤子,您可以平躺下

项目	操　作　标　准	沟通内容及注意事项
操作后	1. 再次核对患者	口述：请再说一下您的姓名
	2. 询问患者感觉，告知患者注意事项	口述：肛管排气已经为您做完了，您现在感觉怎么样？肚子还胀吗？ 口述：如果您有不适，呼叫器放在枕边，有事请按铃，我也会经常过来看您的
	3. 协助患者取舒适体位，整理床单位	口述：您这样躺着舒服吗？好的。感谢您的配合
	4. 整理用物，洗手，记录	

（2）肛管排气技术操作考核评分标准如表5-12所示。

表5-12　肛管排气技术操作考核评分标准

班级_____　　学号_____　　姓名_____　　成绩_____

项目	操　作　标　准	分值	评　分　标　准	扣分
基本要求5分	1. 衣帽整洁，符合要求	5	护士着装不整洁扣2分	
	2. 仪表大方，举止端庄			
	3. 语言亲切，态度和蔼			
操作前准备10分	1. 修剪指甲，洗手，戴口罩	3	1. 未洗手、戴口罩扣2分；洗手不规范扣1分	
	2. 双人核对医嘱无误	2	2. 未核对医嘱扣2分	
	3. 备齐并检查用物	5	3. 用物准备每少一项扣1分；用物检查不规范每项扣1分	
操作过程60分	1. 携用物至患者床前，评估环境	3	1. 环境未评估扣2分；评估地点错误扣1分	
	2. 核对解释，评估患者：病情、意识状态、配合程度；患者肛周皮肤状态。关闭门窗、调节室温、拉上围帘	6	2. 核对不准确扣2分；少评估1项扣1分；未拉围帘扣1分	

项目	操 作 标 准	分值	评 分 标 准	扣分
操作 过程 60分	3. 安置体位。协助患者取左侧卧位,双腿屈曲,臀部移至近侧床边。脱裤至膝部,盖好被子,暴露臀部	8	3. 姿势摆放不妥扣3分;过度暴露患者扣1分	
	4. 备胶布,将盛水的小口瓶系于床边	4	4. 未备胶带扣2分;未固定小口瓶扣3分;固定不妥当扣2分	
	5. 将橡胶管一端连接肛管,另一端插入瓶中液面以下	5	5. 肛管连接不紧密扣3分;橡胶管未插入瓶中水面以下扣2分	
	6. 戴手套,润滑肛管前端	5	6. 未戴手套或不规范扣3分;未润滑前端扣2分	
	7. 再次核对患者,左手垫纸巾分开臀部,暴露肛门,并嘱患者深呼吸,右手将肛管从肛门轻轻插入直肠15~18 cm	10	7. 未核对扣2分;未嘱患者扣2分;插入长度不够扣3分	
	8. 用胶布交叉固定肛管于臀部	3	8. 未固定肛管或固定不合理扣3分	
	9. 橡胶管留出足够长度用别针固定在大单上	3	9. 未固定橡胶管扣3分	
	10. 观察和记录排气情况(需口述)	5	10. 未观察或不规范扣3分;未口述扣2分	
	11. 用纸巾包裹肛管轻轻拔出,擦净肛门,翻转脱下手套包裹肛管,一同弃于医用垃圾桶内	4	11. 拔管动作粗暴扣2分;垃圾分类处理错误扣2分;未擦肛门扣2分	
	12. 协助患者穿裤平卧,拉开围帘	4	12. 未给患者穿裤扣1分;未拉开围帘扣2分	
操作后 15分	1. 再次核对患者	2	1. 未核对扣2分;核对不规范扣1分	
	2. 询问患者感觉,告知患者注意事项	5	2. 未询问患者扣4分	
	3. 协助患者取舒适体位,整理床单位	2	3. 未调整卧位扣1分;未整理床单位扣1分	
	4. 整理用物,洗手,记录	6	4. 未整理用物扣2分;用物分类不正确每项扣1分;未记录扣1分	

续　表

项目	操　作　标　准	分值	评　分　标　准	扣分
整体评价10分	1. 熟练程度	3	1. 操作不熟练扣3分	
	2. 爱伤观念	3	2. 爱伤观念薄弱扣3分	
	3. 语言沟通表达能力、心理素质	2	3. 沟通不到位扣2分	
	4. 操作时间3分钟	2	4. 每超时1分钟扣1分	
总分		100		

思考题：

上述患者肛管排气后1小时，仍自诉腹胀难忍。请思考：

护士该如何处理？

答：患者腹胀未减轻可间隔2～3小时再重新插管排气。

第六章

给　药

第一节　口　服　给　药

情景：患者李某，女，37 岁，因尿路感染，医嘱予"左氧氟沙星 0.4 g po bid"。

（1）口服给药技术操作流程如表 6-1 所示。

表 6-1　口服给药技术操作流程

项目	操 作 标 准	沟通内容及注意事项
基本要求	1. 衣帽整洁，符合要求	口述：各位评委老师好，我是 X 号选手，现在进行口服给药技术操作，已准备完毕，请指示
	2. 仪表大方，举止端庄	
	3. 语言亲切，态度和蔼	
操作前准备	1. 修剪指甲，洗手，戴口罩	口述：手消毒液在有效期内，可以使用
	2. 双人核对医嘱	口述：请您帮我核对一下医嘱，X 床 XX，住院号 XXX，左氧氟沙星 0.4 g po bid，医嘱核对无误
	3. 备齐并检查用物 （1）治疗车上层：药物、温开水、执行单、弯盘、速干手消毒液 （2）治疗车下层：生活垃圾桶、医用垃圾桶 （3）其他：必要时备量杯、研磨器	口述：所有物品准备齐全。药物质量良好，在有效期内
操作过程	1. 携用物至患者床前，评估环境	口述：环境干净、整洁、宽敞、明亮，温湿度适宜，适合操作
	2. 核对解释，评估患者 （1）持执行单核对床头卡（床尾卡）和腕带信息 （2）解释、评估患者	口述： （1）我是您的责任护士，请问您叫什么名字？我核对一下您的腕带信息 （2）您现在感觉怎么样？根据您的病

项目	操　作　标　准	沟通内容及注意事项
操作过程		情,遵医嘱需要口服左氧氟沙星。您以前有没有用过这种药物? 有药物过敏史吗? 家里人有对什么药物过敏? 我评估一下您的口腔情况,口腔黏膜完好无破损、无红肿、无口腔食管疾患,请您吞咽一下,吞咽功能良好、无恶心呕吐
	3. 安置体位	口述:我先扶您坐起来,方便一会儿吃药
	4. 备好温开水	
	5. 再次核对患者及药物,准确无误后才能发药	口述:请再说一下您的床号、姓名。左氧氟沙星 0.4 g
	6. 协助患者服药,确认药物服下	口述:鼻饲患者给药时,应当将药物研碎溶解后由胃管注入;若患者需服用强心苷类药物,服药前须先测脉率,注意节律变化,若脉率低于 60 次/分钟,禁服;若为水剂,一手持量杯,拇指置于所需刻度,并使其刻度与视线持平,另一手将药瓶标签一面朝上,倒药至所需刻度处;油剂或不足 1 mL 的药液用吸管吸取,滴于事先加入少量温开水的药杯内
	7. 若患者不在病房或因故暂不能服药者,暂不发药,并在执行单上标记,做好交班。务必发药到手、看药入口、服后人走	
操作后	1. 再次核对患者、药物	口述:请再说一下您的床号、姓名。左氧氟沙星 0.4 g
	2. 告知患者注意事项	口述:您现在感觉怎么样? 口述:如果您有不适,呼叫器放在枕边,有事请按铃,我也会经常过来看您的
	3. 协助患者取舒适体位,整理床单位	口述:您这样坐着舒服吗? 好的。感谢您的配合
	4. 整理用物,洗手,记录	

（2）口服给药技术操作考核评分标准如表 6－2 所示。

表 6－2 口服给药技术操作考核评分标准

班级_____ 学号_____ 姓名_____ 成绩_____

项 目	操 作 标 准	分值	评 分 标 准	扣分
基本 要求 5分	1. 衣帽整洁，符合要求 2. 仪表大方，举止端庄 3. 语言亲切，态度和蔼	5	护士着装不整洁扣 2 分	
操作前 准备 15分	1. 修剪指甲，洗手，戴口罩	3	1. 未洗手、戴口罩扣 2 分；洗手 不规范扣 1 分	
	2. 双人核对医嘱无误	2	2. 未核对医嘱扣 2 分	
	3. 备齐配药并检查用物	10	3. 备药不全扣 5 分；用物检查不 规范每项扣 2 分	
操作 过程 50 分	1. 携用物至患者床前，评估环境	6	1. 环境未评估扣 2 分；评估地点 错误扣 1 分	
	2. 核对解释，评估患者：病情、意 识状态、配合程度；现病史、既 往史、家族史、口腔黏膜情况、 吞咽能力、有无口腔或食管疾 患、有无恶心呕吐	12	2. 核对不准确扣 2 分；少评估 1 项扣 2 分；口述少一项扣 3 分	
	3. 安置体位	4	3. 体位不妥扣 4 分	
	4. 备好温开水	3	4. 未备温水扣 3 分	
	5. 再次核对患者及药物，准确无 误后才能发药	10	5. 核对患者不规范扣 2 分；未核 对药物扣 2 分	
	6. 协助患者服药，确认药物服下 （需口述）	10	6. 口述少一项扣 2 分；未确认患 者服下药物扣 2 分	
	7. 若患者不在病房或因故暂不能 服药者，暂不发药，并在执行单 上标记，做好交班	5	7. 未做好交班扣 3 分	
操作后 20分	1. 再次核对患者和药物	4	1. 未核对扣 2 分；核对不规范扣 2 分	
	2. 询问患者感觉，告知患者注意 事项	6	2. 未询问患者扣 4 分	

项目	操 作 标 准	分值	评 分 标 准	扣分
操作后 20分	3. 协助患者取舒适体位,整理床单位	4	3. 未调整卧位扣2分;未整理床单位扣2分	
	4. 整理用物,洗手,记录	6	4. 未整理用物扣2分;未记录扣2分	
整体评价 10分	1. 熟练程度	3	1. 操作不熟练扣3分	
	2. 爱伤观念、查对	3	2. 爱伤观念、查对观念薄弱扣3分	
	3. 语言沟通表达能力、心理素质	2	3. 沟通不到位扣2分	
	4. 操作时间3分钟	2	4. 每超时1分钟扣1分	
总分		100		

思考题:

张某,女,23岁,因肺炎入院,患者 T 38.9 ℃,咳嗽,伴少量痰液,呼吸稍显急促,听诊肺部有细湿啰音,医嘱给予布洛芬1片 po bid,止咳糖浆20 mL po tid,红霉素2片 po bid,维生素 C 1片 po bid。请思考:

1. 护士如何安排该患者口服给药的顺序?

答:先口服布洛芬1片,红霉素2片、维生素 C 1片,最后口服止咳糖浆20 mL。

2. 该患者服药时应注意哪些问题?

答:服布洛芬后宜多饮水,服止咳糖浆后不宜立即饮水。

第二节　雾 化 吸 入

一、超声波雾化吸入技术

情景:患者王某,女,36岁,患慢性支气管炎、肺气肿。因痰液黏稠,不易咳出,医嘱予"乙酰半胱氨酸3 mL+0.9%氯化钠溶液20 mL,雾化吸入 bid"。

（1）超声波雾化吸入技术操作流程如表 6-3 所示。

表 6-3　超声波雾化吸入技术操作流程

项目	操　作　标　准	沟通内容及注意事项
基本要求	1. 衣帽整洁,符合要求 2. 仪表大方,举止端庄 3. 语言亲切,态度和蔼	口述:各位评委老师好,我是 X 号选手,现在进行超声波雾化吸入技术操作,已准备完毕,请指示
操作前准备	1. 修剪指甲,洗手,戴口罩	口述:手消毒液在有效期内,可以使用
	2. 双人核对医嘱	口述:请您帮我核对一下医嘱,X 床 XX,住院号 XXX,乙酰半胱氨酸 3 mL+0.9% 氯化钠溶液 20 mL 雾化吸入 bid,医嘱核对无误
	3. 备齐并检查用物 （1）治疗车上层:治疗盘内放置雾化管道、药液、冷蒸馏水、50 mL 注射器、纱布、治疗巾;治疗盘外放执行单、超声波雾化器一套、弯盘、速干手消毒液、手电筒 （2）治疗车下层:生活垃圾桶、医用垃圾桶	口述:所有物品准备齐全
	4. 检查并连接超声雾化装置 （1）水槽内加入蒸馏水 250 mL,浸没雾化罐底透声膜,将雾化罐放入水槽 （2）根据医嘱,将所需药液稀释至 30~50 mL,加入雾化罐内,盖紧水槽盖	口述:超声波雾化器性能良好,各部件连接紧密
操作过程	1. 携用物至患者床前,评估环境	口述:环境干净、整洁、宽敞、明亮,温湿度适宜,适合操作
	2. 核对解释,评估患者 （1）持执行单核对床头卡(床尾卡)和腕带信息 （2）解释、评估患者,手电筒检查口鼻腔情况,按住一侧鼻孔,检查鼻腔通气情况,换另一侧	口述: (1)我是您的责任护士,请问您叫什么名字? 我核对一下您的腕带信息 (2)您现在感觉怎么样? 有痰咳不出是吗? 根据您的病情,我来遵医嘱为您做雾化吸入,请问您之前做过雾化吸入吗? 超声雾化吸入就是用超声波的声能将药液打成

项目	操　作　标　准	沟通内容及注意事项
操 作 过 程		细雾,随着呼吸吸入肺部达到治疗效果。请您配合我好吗?乙酰半胱氨酸具有湿化痰液的作用,有助于帮您排痰,您之前用过这个药吗?您有对什么药物过敏吗?家里人有对什么药物过敏吗?您半个小时之内有没有进食?我先检查一下您口鼻腔情况。口腔鼻腔黏膜完好、无破损,面部皮肤完好无破损。您口鼻腔有做过手术吗?再检查一下您鼻腔的通气情况,双侧鼻腔通畅。本次雾化大约需要20分钟,您需要上卫生间吗?
	3. 协助患者取舒适体位,漱口	口述:您这样坐着可以吗?请您先漱一下口
	4. 打开治疗盘,铺治疗巾于颌下	
	5. 正确连接雾化器管道	
	6. 接通电源,预热3~5分钟后,打开雾化开关,定好时间为15~20分钟,调节雾量,一般用中档。注意,先开电源再开雾化开关	
	7. 再次核对患者及药液信息,将口含嘴放入口中或将面罩放置合适位置	口述:请再说一下您的床号、姓名。乙酰半胱氨酸3 mL+0.9%氯化钠溶液20 mL
	8. 指导患者做均匀深呼吸,学会用口吸气用鼻呼气	口述:请您用嘴吸气用鼻呼气,使用过程中水槽内温度>60 ℃时应更换冷蒸馏水,换水时要关机进行
	9. 注意观察患者病情变化并及时通知医生	口述:您感觉怎么样?
	10. 雾化完毕后,去除面罩或口含嘴。注意,先关闭雾化开关,再关闭电源。	
	11. 将管道置于含消毒液的桶内,须浸泡消毒1小时后洗净晾干备用。若为一次性管道,直接放入医用垃圾桶内	
	12. 帮助患者擦净面部,撤治疗巾	口述:我帮您擦拭面部,必要时协助患者排痰

项目	操 作 标 准	沟通内容及注意事项
操 作 后	1. 再次核对患者和药液信息	口述:请再说一下您的姓名。乙酰半胱氨酸 3 mL＋0.9％氯化钠溶液 20 mL
	2. 询问患者感觉,告知患者注意事项	口述:雾化已经帮您做完了,您现在感觉怎么样? 口述:您有痰咳不出来的时候可以深呼吸 2～3 次,浅咳一下,然后深吸一口气将痰液咳出 口述:如果您有不适,呼叫器放在枕边,有事请按铃,我也会经常过来看您的
	3. 协助患者取舒适体位,整理床单位	口述:您这样躺着舒服吗? 好的。感谢您的配合
	4. 整理用物,洗手,记录	

（2）超声波雾化吸入技术操作考核评分标准如表 6 - 4 所示。

表 6 - 4 超声波雾化吸入技术操作考核评分标准

班级＿＿＿＿＿＿＿＿   学号＿＿＿＿＿＿＿＿   姓名＿＿＿＿＿＿＿＿   成绩＿＿＿＿＿＿＿＿

项目	操 作 标 准	分值	评 分 标 准	扣分
基本 要求 5 分	1. 衣帽整洁,符合要求	5	护士着装不整洁扣 2 分	
	2. 仪表大方,举止端庄			
	3. 语言亲切,态度和蔼			
操作前 准备 10 分	1. 修剪指甲,洗手,戴口罩	3	1. 未洗手、戴口罩扣 2 分;洗手不规范扣 1 分	
	2. 双人核对医嘱无误	2	2. 未核对医嘱扣 2 分	
	3. 备齐并检查用物	2	3. 用物准备每少一项扣 1 分;用物检查不规范每项扣 1 分	
	4. 加蒸馏水、根据医嘱配制药液	3	4. 未按要求加蒸馏水扣 1 分;配置药液不规范扣 2 分	

项目	操 作 标 准	分值	评 分 标 准	扣分
操作过程60分	1. 携用物至患者床前,评估环境	4	1. 环境未评估扣4分;评估地点错误扣2分	
	2. 核对解释,评估患者:病情、意识状态、配合程度、进食情况;口腔、鼻腔情况、鼻腔通气度;用药史、过敏史、家族史;是否需要解大小便	5	2. 核对不准确扣2分;少评估1项扣2分	
	3. 协助患者取舒适卧位,漱口	4	3. 体位摆放不正确扣3分;未漱口扣1分	
	4. 打开治疗盘,铺治疗巾于颌下	2	4. 未铺治疗巾或不合理扣2分	
	5. 正确连接雾化器管道	5	5. 连接不正确或不合理扣5分	
	6. 接通电源,预热3~5分钟后,打开雾化开关,定好时间为15~20分钟,调节雾量,一般用中档	10	6. 未预热扣2分;未定时扣2分;未调雾量扣2分;调节不合适扣2分	
	7. 再次核对患者,将口含嘴放入口中或将面罩放置合适位置	5	7. 未核对扣2分;口含嘴/面罩放置不合理扣4分	
	8. 指导患者做均匀深呼吸,学会用口吸气用鼻呼气(需口述)	10	8. 未指导扣5分;指导不合理扣3分;未口述扣3分	
	9. 注意观察患者病情变化并及时通知医生	3	9. 未观察扣3分	
	10. 雾化完毕后,去除面罩或口含嘴,先关闭雾化开关,再关闭电源	5	10. 操作不当扣5分	
	11. 处置管道	4	11. 未按要求处置管道扣3分	
	12. 帮助患者擦净面部,撤治疗巾	3	12. 未擦面部扣2分;治疗巾处置不当扣1分	
操作后15分	1. 再次核对患者	2	1. 未核对扣2分;核对不规范扣1分	
	2. 询问患者感觉,告知患者注意事项	5	2. 未告知注意事项扣2分	

项目	操 作 标 准	分值	评 分 标 准	扣分
操作后 15分	3. 协助患者取舒适体位,整理床单位	2	3. 未调整卧位扣1分;未整理床单位扣1分	
	4. 整理用物,洗手,记录	6	4. 未整理用物扣2分;用物分类不正确每项扣1分;未记录扣1分	
整体 评价 10分	1. 熟练程度	3	1. 操作不熟练扣3分	
	2. 爱伤观念	3	2. 爱伤观念薄弱扣3分	
	3. 语言沟通表达能力、心理素质	2	3. 沟通不到位扣2分	
	4. 操作时间5分钟	2	4. 每超时1分钟扣1分	
总分		100		

二、氧气雾化吸入技术

情景: 患者王某,女,36岁,患支气管哮喘。因反复咳嗽,医嘱予"0.9%氯化钠溶液2 mL+氨茶碱2 mL,雾化吸入 bid"。

(1) 氧气雾化吸入技术操作流程如表6-5所示。

表6-5 氧气雾化吸入技术操作流程

项目	操 作 标 准	沟通内容及注意事项
基本要求	1. 衣帽整洁,符合要求	口述:各位评委老师好,我是X号选手,现在进行氧气雾化吸入技术操作,已准备完毕,请指示
	2. 仪表大方,举止端庄	
	3. 语言亲切,态度和蔼	
操作前准备	1. 修剪指甲,洗手,戴口罩	口述:手消毒液在有效期内,可以使用
	2. 双人核对医嘱	口述:请您帮我核对一下医嘱,X床XX,住院号XXX,0.9%氯化钠溶液2 mL+氨茶碱2 mL雾化吸入 bid,医嘱核对无误

项目	操　作　标　准	沟通内容及注意事项
操作前准备	3. 备齐并检查用物 （1）治疗车上层：治疗盘内放雾化吸入器 1 套、氧流量表 1 套、5 mL 注射器、0.9％氯化钠溶液、药液、治疗巾、纱布；治疗盘外放执行单、弯盘、速干手消毒液、手电筒 （2）治疗车下层：生活垃圾桶、医用垃圾桶	口述：所有物品准备齐全 口述：氧气表质量完好，雾化吸入器包装完好，挤压无漏气，在有效期内可以使用
	4. 配置雾化药液，放于治疗盘内	
操作过程	1. 携用物至患者床前，评估环境	口述：环境干净、整洁、宽敞、明亮，温湿度适宜，无明火，无易燃易爆品，符合用氧安全，适合操作
	2. 核对解释，评估患者 （1）持执行单核对床头卡（床尾卡）和腕带信息 （2）解释、评估患者。手电筒检查口鼻腔情况，按住一侧鼻孔，检查鼻腔通气情况，换另一侧	口述： （1）我是您的责任护士，请问您叫什么名字？我核对一下您的腕带信息 （2）您现在感觉怎么样？由于您自诉憋气，我来遵医嘱为您做雾化吸入，请问您之前做过雾化吸入吗？氧气雾化吸入就是用高流量的氧气将药液打成细雾，随着呼吸吸入肺部达到治疗效果，请您配合我好吗？氨茶碱有解除支气管痉挛的作用，可以帮助您缓解憋喘的症状，您之前用过这个药吗？您有对什么药物过敏吗？家里人有对什么药物过敏吗？您半个小时之内有没有进食？我先检查一下您的口鼻腔情况，口腔鼻腔黏膜完好、无破损，面部皮肤完好无破损。您口鼻腔有做过手术吗？我再检查一下您鼻腔的通气情况。双侧鼻腔通畅。本次雾化大约需要 5～10 分钟，您需要上卫生间吗？
	3. 协助患者取舒适体位，漱口	口述：您这样坐着可以吗？请您先漱一下口
	4. 打开治疗盘，铺治疗巾于颌下	
	5. 将氧气表插入中心供氧接口（勿湿化），将配置好的雾化液注入雾化器内，雾化器的进气口与氧气表的出口连接，调节氧流量 6～8 L/min	
	6. 再次核对患者及药物	口述：请再说一下您的床号、姓名。0.9％氯化钠溶液 2 mL＋氨茶碱 2 mL

项目	操 作 标 准	沟通内容及注意事项
操作过程	7. 雾化吸入。嘱患者手持雾化器,将口含嘴放入口中,紧闭嘴唇深吸气,用鼻呼气,如此反复直至药液吸完	口述:请您用嘴吸气、用鼻呼气。若为面罩,则将面罩弹力带挂于耳上,调节合适松紧度,均匀深呼吸,直至药液吸完
	8. 注意观察患者病情变化并及时通知医生	口述:您感觉怎么样?
	9. 雾化完毕后,去除面罩或口含嘴,关闭氧气开关。注意,先分离导管再关氧气	
	10. 将管道置于含消毒液的桶内。须浸泡消毒1小时后洗净晾干备用。若为一次性管道,直接放入医用垃圾桶内	
	11. 帮助患者擦净面部,撤治疗巾	口述:我帮您擦拭面部,必要时协助患者排痰
操作后	1. 再次核对患者和药液信息	口述:请再说一下您的姓名。0.9%氯化钠溶液2 mL+氨茶碱2 mL
	2. 询问患者感觉,告知患者注意事项	口述: (1) 雾化已经帮您做完了,您现在感觉怎么样? (2) 您有痰咳不出来的时候可以深呼吸2~3次,浅咳一下,然深吸一口气将痰液咳出 (3) 如果您有不适,呼叫器放在枕边,有事请按铃,我也会经常过来看您的
	3. 协助患者取舒适体位,整理床单位	口述:您这样躺着舒服吗? 好的。感谢您的配合
	4. 整理用物,洗手,记录	

(2) 氧气雾化吸入技术操作考核评分标准如表6-6所示。

表6-6 氧气雾化吸入技术操作考核评分标准

班级_____ 学号_____ 姓名_____ 成绩_____

项目	操 作 标 准	分值	评 分 标 准	扣分
基本要求5分	1. 衣帽整洁,符合要求 2. 仪表大方,举止端庄 3. 语言亲切,态度和蔼	5	护士着装不整洁扣2分	

项目	操　作　标　准	分值	评　分　标　准	扣分
操作前准备 10 分	1. 修剪指甲,洗手,戴口罩	3	1. 未洗手、戴口罩扣 2 分;洗手不规范扣 1 分	
	2. 双人核对医嘱无误	2	2. 未核对医嘱扣 2 分	
	3. 备齐并检查用物	2	3. 用物准备每少一项扣 1 分;用物检查不规范每项扣 1 分	
	4. 根据医嘱配制药液	3	4. 配置药液不规范扣 2 分	
操作过程 60 分	1. 携用物至患者床前,评估环境	4	1. 环境未评估扣 4 分;评估地点错误扣 2 分	
	2. 核对解释,评估患者:病情、意识状态、配合程度、进食情况;口腔、鼻腔情况、鼻腔通气度;用药史、过敏史和家族史	5	2. 核对不准确扣 2 分;少评估 1 项扣 2 分	
	3. 协助患者取舒适卧位,漱口	3	3. 体位摆放不正确扣 3 分	
	4. 打开治疗盘,铺治疗巾于颌下	3	4. 未铺治疗巾或不合理扣 3 分	
	5. 将氧气表插入中心供氧接口,将配置好的雾化液注入雾化器内,雾化器的进气口与氧气表的出口连接,调节氧流量 6~8 L/min	10	5. 连接不正确或不合理扣 3 分;氧流量调节不合适扣 4 分	
	6. 再次核对患者及药物	2	6. 未核对扣 2 分	
	7. 雾化吸入。嘱患者手持雾化器,将口含嘴放入口中,紧闭嘴唇深吸气,用鼻呼气,如此反复直至药液吸完	20	7. 未指导患者扣 10 分;指导不规范扣 5 分	
	8. 注意观察患者病情变化并及时通知医生	2	8. 未观察扣 2 分	
	9. 雾化完毕后,去除面罩或口含嘴,关闭氧气开关	5	9. 操作不合理扣 5 分	
	10. 处置管道	3	10. 未按要求处置管道扣 3 分	
	11. 帮助患者擦净面部,撤治疗巾	3	11. 未擦面部扣 2 分;治疗巾处置不当扣 1 分	

项目	操 作 标 准	分值	评 分 标 准	扣分
操作后 15分	1. 再次核对患者	2	1. 未核对扣2分；核对不规范扣 1分	
	2. 询问患者感觉,告知患者注意 事项	5	2. 未告知注意事项扣2分；告知 不全每少一项扣1分	
	3. 协助患者取舒适体位,整理床 单位	2	3. 未调整卧位扣1分；未整理床 单位扣1分	
	4. 整理用物,洗手,记录	6	4. 未整理用物扣2分；用物分类不 正确每项扣1分；未记录扣1分	
整体 评价 10分	1. 熟练程度.	3	1. 操作不熟练扣3分	
	2. 爱伤观念	3	2. 爱伤观念薄弱扣3分	
	3. 语言沟通表达能力、心理素质	2	3. 沟通不到位扣2分	
	4. 操作时间5分钟	2	4. 每超时1分钟扣1分	
总分		100		

思考题:

患者徐某,78岁,患慢性支气管炎20余年,"咳嗽、咳痰、喘息2天"入院,医嘱给予"庆大霉素8万U+α-糜蛋白酶4 000 U+0.9%氯化钠溶液5 mL雾化吸入 bid"。请思考:

1. 庆大霉素和α-糜蛋白酶有什么作用?

答:庆大霉素为抗生素类药物,可控制呼吸道感染,消除炎症;α-糜蛋白酶为稀释痰液药物,可稀释痰液,帮助祛痰。

2. 选用何种方式为该患者进行雾化吸入? 需注意什么问题?

答:可选用氧气雾化吸入。雾化时注意用氧安全,周围不要有明火;氧气湿化瓶内勿盛湿化液;雾化时氧流量不可过大;调好氧流量再为患者吸入,治疗结束先取下雾化器再关氧气开关。

第三节　注 射 给 药

一、皮内注射技术(青霉素过敏试验)

情景:患者王某,男,20岁,因"发热、咳嗽、咽喉肿痛1天"入院。诊断为上呼吸道感染。医嘱给予"青霉素 80 万 U bid IM",肌内注射前,需进行青霉素过敏试验,医嘱予"青霉素 0.1 mL(20~50 U) ID st"。

（1）皮内注射技术(青霉素过敏试验)操作流程如表 6-7 所示。

表 6-7　皮内注射技术(青霉素过敏试验)操作流程

项目	操 作 标 准	沟通内容及注意事项
基本要求	1. 衣帽整洁,符合要求	口述:各位评委老师好,我是 X 号选手,现在进行皮内注射技术操作,已准备完毕,请指示
	2. 仪表大方,举止端庄	
	3. 语言亲切,态度和蔼	
操作前准备	1. 修剪指甲,洗手,戴口罩	口述:手消毒液在有效期内,可以使用
	2. 双人核对医嘱	口述:请您帮我核对一下医嘱,X 床 XX,住院号 XXX,青霉素 0.1 mL (20~50 U) ID st,医嘱核对无误
	3. 备齐并检查用物 （1）治疗车上层:治疗盘内放 75%酒精、安尔碘、无菌棉签、青霉素（80 万 U/支）、0.9%氯化钠溶液、一次性 1 mL 注射器、一次性 5 mL 注射器、1 mL 注射针头、0.1%盐酸肾上腺素、胶布、启瓶器;治疗盘外放执行单、速干手消毒液、弯盘 （2）治疗车下层:锐器盒、生活垃圾桶、医用垃圾桶	口述: （1）所有物品准备齐全 （2）0.9%氯化钠溶液在有效期内,瓶口无松动,瓶身、瓶体无裂痕;对光检查溶液澄清,无浑浊、沉淀、絮状物 （3）青霉素 80 万 U 在有效期内,瓶身瓶底无裂痕,粉末无变质,可以使用 （4）安尔碘已开启,在有效期内,可以使用;75%酒精在有效期内,可以使用;棉签已开启,在有效期内,可以使用 （5）1 mL 注射器在有效期内,包装完好,挤压无漏气、无破损,可以使用;5 mL 注射器在有效期内,包装完好,挤压无漏气、无破损,可以使用;1 mL 注射针头在有效期内,包装完好,挤压无漏气、无破损,可以使用
操作过程	1. 核对解释,评估患者 （1）持执行单核对床头卡(床尾卡)和腕带信息 （2）解释、评估患者	口述: （1）我是您的责任护士,请问您叫什么名字? 我核对一下您的腕带信息 （2）您现在感觉怎么样? 根据您的病情,遵医嘱需要为您输注青霉素,

项目	操 作 标 准	沟通内容及注意事项
操作过程		在使用之前需要给您做个皮试,请您配合我好吗? 您之前用过这个药吗? 有对什么药物过敏吗? 家里人有对什么药物过敏吗? 您对酒精过敏吗? 您吃过饭了吗? 一会儿从您右侧手臂做皮试吧,我看一下您的皮肤情况。皮肤完好无破损、红肿、硬结。请您稍等,我准备一下
	2. 回治疗室,再次核对执行单及药液	
	3. 配置皮试液。以 80 万 U/支青霉素为例,抽三推二,每次均需混匀,混匀时需抽一小气泡来回震荡几次	
	(1) 打开并消毒青霉素瓶口,开启 0.9%氯化钠溶液并注明"化青霉素专用"字样	
	(2) 用 5 mL 注射器抽取 4 mL 0.9%氯化钠溶液,注入青霉素瓶内并混匀	口述: 每毫升含青霉素为 20 万 U
	(3) 用 1 mL 注射器取上液 0.1 mL,加 0.9%氯化钠溶液稀释至 1 mL,混匀	口述: 每毫升含青霉素为 2 万 U
	(4) 推去 0.9 mL,余 0.1 mL,再加 0.9%氯化钠溶液稀释至 1 mL,混匀	口述: 每毫升含青霉素 2 000 U
	(5) 推 0.9 mL 或 0.75 mL,再加 0.9%氯化钠溶液稀释至 1 mL,混匀	口述: 每毫升含青霉素 200 或 500 U
	(6) 再次核对药液,更换一次性注射针头,将记录有"青霉素皮试液及配置日期、时间"字样的胶布贴于注射器尾端上,放于治疗盘内	口述: 青霉素皮试液
	4. 携用物至患者床前,评估环境	口述: 操作环境干净、整洁、宽敞、明亮,温湿度适宜,适合操作
	5. 再次核对患者	口述: 您好,请再说一下您的床号、姓名,用物已经准备好了,现在为您做皮试
	6. 协助患者取舒适体位,选择注射部位	口述: 您这样躺着舒服吗? 请您伸出右侧手臂,注射部位为前臂掌侧下段
	7. 消毒皮肤。用 75%酒精消毒皮肤 2 遍(忌用碘剂消毒),待干	
	8. 核对排气。再次核对患者及药物,调整针尖斜面,使注射器刻度与针尖斜面朝上,排尽空气	口述: 请再说一下您的床号、姓名。青霉素

项目	操 作 标 准	沟通内容及注意事项
操作过程	9. 进针推药。左手绷紧皮肤,右手以平执笔式持注射器,针尖斜面向上,与皮肤呈5°进针;待针尖斜面全部进入皮内后,放平注射器;左手拇指固定针栓,右手推入药液0.1 mL 使局部隆起形成一小皮丘,皮肤变白并显露毛孔	
	10. 拔针观察。注射完毕迅速拔出针头(勿按压),看表记录时间	
操作后	1. 再次核对患者和药液信息	口述:请再说一下您的床号、姓名。青霉素
	2. 询问患者感觉,告知患者注意事项	口述: (1) 皮试已经为您做完了,您现在感觉怎么样? (2) 请您不要按压、揉搓注射部位,20分钟内不要随意走动,20 分钟后我们会来观察结果 (3) 如果您有任何不适,请及时按呼叫器,我也会经常过来看您的
	3. 协助患者取舒适体位,整理床单位	口述:您这样躺着舒服吗? 好的。感谢您的配合
	4. 整理用物,洗手,记录	

(2) 皮内注射技术(青霉素过敏试验)操作考核评分标准如表6-8所示。

表 6-8　皮内注射技术(青霉素过敏试验)操作考核评分标准

班级＿＿＿＿＿＿　　学号＿＿＿＿＿＿　　姓名＿＿＿＿＿＿　　成绩＿＿＿＿＿＿

项目	操 作 标 准	分值	评 分 标 准	扣分
基本要求5分	1. 衣帽整洁,符合要求	5	护士着装不整洁扣2分	
	2. 仪表大方,举止端庄			
	3. 语言亲切,态度和蔼			
操作前准备10分	1. 修剪指甲,洗手,戴口罩	3	1. 未洗手、戴口罩扣2分;洗手不规范扣1分	
	2. 双人核对医嘱无误	2	2. 未核对医嘱扣2分	
	3. 备齐并检查用物	5	3. 用物准备每少一项扣1分;用物检查不规范每项扣1分	

项目	操 作 标 准	分值	评 分 标 准	扣分
操作 过程 60分	1. 核对解释,评估患者:病情、意识状态、配合程度;用药史、过敏史和家族史;是否进食、皮肤情况	5	1. 核对不准确扣1分;少评估1项扣1分	
	2. 回治疗室,再次核对执行单及药物	2	2. 未核对扣1分	
	3. 配置皮试液(以80万U/支青霉素为例)		3. 配置皮试液:未消毒瓶口扣2分;消毒手法不正确每次扣1分;0.9%氯化钠溶液未标注扣1分;取用5 mL和1 mL注射器方法不正确每次扣1分;抽吸药液方法不正确每次扣2分;口述错误每次扣1分;抽取剂量不正确每次扣2分;未混匀药液每次扣2分;混匀方法不正确每次扣1分;未再次核对药液扣2分;未更换针头扣2分;未贴胶布扣2分	
	(1) 打开并消毒青霉素瓶口,开启0.9%氯化钠溶液并注明"化青霉素专用"字样	5		
	(2) 用5 mL注射器抽取4 mL 0.9%氯化钠溶液,注入青霉素瓶内并混匀(口述浓度)	5		
	(3) 用1 mL注射器取上液0.1 mL,加0.9%氯化钠溶液稀释至1 mL,混匀(口述浓度)	5		
	(4) 推去0.9 mL,余0.1 mL,再加0.9%氯化钠溶液至1 mL,混匀(口述浓度)	5		
	(5) 推0.9 mL或0.75 mL,再加0.9%氯化钠溶液稀释至1 mL,混匀(口述浓度)	5		
	(6) 再次核对药液,更换一次性注射针头,记录并将胶布贴于注射器尾端,皮试液放于治疗盘内	5		
	4. 携用物至患者床前,评估环境	2	4. 环境未评估扣2分;评估地点错误扣1分	
	5. 再次核对患者	2	5. 未再次核对患者扣2分	
	6. 协助患者取舒适体位,选择注射部位(口述注射部位)	2	6. 部位选择不规范扣2分;未口述扣1分	

项目	操　作　标　准	分值	评　分　标　准	扣分
操作过程 60 分	7. 消毒皮肤。用 75% 酒精消毒皮肤 2 遍,待干	3	7. 用错消毒液扣 2 分;未消毒或消毒不规范扣 2 分	
	8. 核对排气。再次核对患者及药物、调整针尖斜面、排尽空气	4	8. 未核对药物扣 1 分;未排尽空气扣 2 分;未调整针头扣 2 分	
	9. 进针推药。左手绷紧皮肤,右手以平执笔式持注射器,针尖斜面向上,与皮肤呈 5° 进针;待针尖斜面全部进入皮内后,放平注射器;左手固定针栓,右手推入药液 0.1 mL 使局部隆起皮丘	6	9. 进针手法不正确扣 2 分;针尖斜面放置不对扣 1 分;进针角度与深度不对扣 2 分;未固定针栓扣 2 分;注入药量不准确扣 2 分;皮丘不标准扣 1 分	
	10. 拔针观察。注射完毕迅速拔出针头,看表记录时间	4	10. 拔针手法不对扣 2 分;未记录时间扣 2 分	
操作后 15 分	1. 再次核对患者和药物信息	2	1. 未核对扣 2 分;核对不规范扣 1 分	
	2. 询问患者感觉,告知患者注意事项	5	2. 未告知注意事项扣 2 分;告知不全每少一项扣 1 分	
	3. 协助患者取舒适体位,整理床单位	2	3. 未调整卧位扣 1 分;未整理床单位扣 1 分	
	4. 整理用物,洗手,记录	6	4. 未整理用物扣 2 分;用物分类不正确每项扣 1 分;未记录扣 1 分	
整体评价 10 分	1. 熟练程度	3	1. 操作不熟练扣 3	
	2. 爱伤观念、无菌观念	3	2. 爱伤观念、无菌观念薄弱扣 3 分	
	3. 语言沟通表达能力、心理素质	2	3. 沟通不到位扣 2 分	
	4. 操作时间 10 分钟	2	4. 每超时 1 分钟扣 1 分	
总分		100		

思考题:

患者张某,男,38 岁,整理仓库时不慎被一带锈的铁钉扎伤,在急诊行清创术后,医嘱给予“破伤风抗毒素 1 500 IU IM st”。请思考:

1. 破伤风抗毒素过敏试验的剂量为多少? 如何观察皮试结果?

答:皮试液为 150 IU/mL,皮内试验剂量为 0.1 mL(15 IU)。若结果为阴性,局部皮丘无改变、周围无红肿、全身无反应。若结果为阳性,皮丘出现红肿、硬结,直径>1.5 cm,红晕>4 cm,可出现伪足、痒感。

2. 若患者皮试结果阳性,护士该如何为患者注射破伤风抗毒素(TAT)?

答:采用脱敏注射法,即多次剂量递增的肌内注射,每次间隔20分钟。

次 数	TAT(mL)	生理盐水(mL)
1	0.1	0.9
2	0.2	0.8
3	0.3	0.7
4	余量	加至1

二、皮下注射技术

情景: 患者王某,73岁,确诊为尿毒症2年余,行维持性血液透析2次/周,患者贫血,医嘱予"促红细胞生成素(EPO)3 000 IU H biw"。

(1) 皮下注射技术操作流程如表6-9所示。

表6-9 皮下注射技术操作流程

项目	操 作 标 准	沟通内容及注意事项
基本要求	1. 衣帽整洁,符合要求 2. 仪表大方,举止端庄 3. 语言亲切,态度和蔼	口述:各位评委老师好,我是X号选手,现在进行皮下注射技术操作,已准备完毕,请指示
操作前准备	1. 修剪指甲,洗手,戴口罩	口述:手消毒液在有效期内,可以使用
	2. 双人核对医嘱	口述:请您帮我核对一下医嘱,X床XX,住院号XXX,促红细胞生成素(EPO)3 000 IU H biw,医嘱核对无误
	3. 备齐并检查用物 (1) 治疗车上层:治疗盘内放安尔碘、棉签、促红细胞生成素(EPO)1支(3 000 IU、1 mL)、1 mL注射器、砂轮;治疗盘外放执行单、弯盘、速干手消毒液	口述: (1) 所有物品准备齐全 (2) 促红细胞生成素(EPO)(3 000 IU、1 mL)1支在有效期内;瓶身、瓶体无裂痕;对光检查溶液澄清,无浑浊、沉淀、絮状物

项目	操　作　标　准	沟通内容及注意事项
操作前准备	（2）治疗车下层：锐器盒、生活垃圾桶、医用垃圾桶	（3）安尔碘已开启在有效期内可以使用；棉签已开启在有效期内可以使用 （4）一次性 1 mL 注射器在有效期内，包装完好，挤压无漏气、无破损，可以使用
	4. 再次核对执行单及药物，打开并消毒药液瓶口，正确抽吸药液（抽吸药液时手只能触及活塞轴和活塞柄），放于治疗盘内	
操作过程	1. 携用物至患者床前，评估环境	口述：环境干净、整洁、宽敞、明亮，温湿度适宜，适合操作
	2. 核对解释，评估患者 （1）持执行单核对床头卡（床尾卡）和腕带信息 （2）解释、评估患者	口述： （1）我是您的责任护士，请问您叫什么名字？我核对一下您的腕带信息 （2）您现在感觉怎么样？根据您的病情，遵医嘱需要为您注射促红细胞生成素以改善您的贫血状况，请您配合我好吗？您之前用过这个药吗？有对什么药物过敏吗？家里人有对什么药物过敏吗？今天从右侧手臂注射吧，我看一下您的皮肤情况。局部皮肤完好，无破损、红肿、硬结。请您像我一样活动一下手臂，肢体活动度良好
	3. 协助患者取合适体位，选择注射部位。挽袖，暴露注射部位	口述：您这样坐着可以吗？请您右侧胳膊掐腰，注射部位为上臂三角肌下缘，我帮您挽起衣袖
	4. 常规消毒皮肤 2 遍，待干	口述：现在给您消毒
	5. 再次核对患者及药物，排尽空气（排气时勿浪费药液）	口述：用物已经准备好了，现在我要为您进行注射了，请再说一下您的床号、姓名。促红细胞生成素（EPO）3 000 IU
	6. 进针推药。左手绷紧皮肤，右手持注射器；示指固定针栓；针尖斜面与皮肤成 30°～40°角快速刺入针梗 1/2～2/3；左手松开皮肤，回抽注射器，回血再缓慢推注药物	口述：您感觉怎么样？有什么不适吗？

项目	操 作 标 准	沟通内容及注意事项
操作过程	7. 快速拔针按压。药物推注完毕,用干棉签轻压穿刺处,快速拔针,按压至不出血	
	8. 分离处理针头。针头放于锐器盒内,注射器放于医用垃圾桶内	
操作后	1. 再次核对患者和药液信息。核对药液无误,将安瓿瓶放置于锐器盒内	口述:请再说一下您的床号、姓名。促红细胞生成素(EPO) 3 000 IU
	2. 询问患者感觉,告知患者注意事项	口述: (1) 药液已经帮您注射完毕,您现在感觉怎么样? (2) 请您不要揉搓穿刺部位 (3) 如果您有任何不适,呼叫器放在枕边,有事请按铃,我也会经常过来看您的
	3. 协助患者取舒适体位,整理床单位	口述:您这样躺着舒服吗? 好的。感谢您的配合
	4. 整理用物,洗手,记录	

(2) 皮下注射技术操作考核评分标准如表 6 - 10 所示。

表 6 - 10 皮下注射技术操作考核评分标准

班级_____ 学号_____ 姓名_____ 成绩_____

项目	操 作 标 准	分值	评 分 标 准	扣分
基本要求5分	1. 衣帽整洁,符合要求	5	护士着装不整洁扣2分	
	2. 仪表大方,举止端庄			
	3. 语言亲切,态度和蔼			
操作前准备25分	1. 修剪指甲,洗手,戴口罩	3	1. 未洗手、戴口罩扣2分;洗手不规范扣1分	
	2. 双人核对医嘱无误	2	2. 未核对医嘱扣2分	
	3. 备齐并检查用物	5	3. 用物准备每少一项扣1分;用物检查不规范每项扣1分	

续　表

项目	操作标准	分值	评分标准	扣分
操作前准备 25 分	4. 再次核对执行单及药液，打开并消毒药液瓶口，正确抽吸药液，放于治疗盘内	15	4. 未核对扣 2 分；消毒方法不正确扣 3 分；消毒瓶口不规范扣 2 分；未检查注射器扣 1 分；抽取方法不正确或污染扣 5 分；抽取后未检查扣 2 分	
操作过程 45 分	1. 携用物至患者床前，评估环境	2	1. 环境未评估扣 2 分；评估地点错误扣 1 分	
	2. 核对解释，评估患者：病情、意识状态、配合程度；用药史、过敏史和家族史；皮肤情况及肢体活动度	6	2. 核对不准确扣 2 分；少评估 1 项扣 1 分	
	3. 协助患者取合适体位，选择注射部位。挽袖，暴露注射部位	5	3. 患者体位不正确扣 2 分；部位选择不正确、定位手法错误扣 3 分	
	4. 常规消毒皮肤 2 遍，待干	4	4. 未消毒扣 3 分；消毒不规范扣 2 分	
	5. 再次核对患者及药物，排尽空气	5	5. 未核对患者、药物扣 2 分；未排空气或手法不正确扣 3 分	
	6. 进针推药。左手绷紧皮肤，右手持注射器，示指固定针栓；针尖斜面与皮肤成 30°～40°角快速刺入针梗 1/2～2/3；左手松开皮肤，回抽注射器，无回血再缓慢推注药物	17	6. 手法不规范扣 5 分；未固定针栓扣 3 分；角度或深度不规范扣 3 分；未抽回血扣 3 分；推药速度不规范扣 3 分	
	7. 快速拔针按压。药物推注完毕，用干棉签轻压穿刺处，快速拔针，按压至不出血	3	7. 未按压或手法不正确扣 2 分；未口述按压至不出血扣 2 分	
	8. 分离处理针头。针头放于锐器盒内，注射器放于医用垃圾桶内	3	8. 针头未处理或未处理不规范扣 2 分；未正确处理注射器扣 2 分	

续 表

项目	操 作 标 准	分值	评 分 标 准	扣分
操作后 15分	1. 再次核对患者和药物信息	2	1. 未核对扣2分;核对不规范扣1分	
	2. 询问患者感觉,告知患者注意事项	5	2. 未告知注意事项扣2分;告知不全每少一项扣1分	
	3. 协助患者取舒适体位,整理床单位	2	3. 未调整卧位扣1分;未整理床单位扣1分	
	4. 整理用物,洗手,记录	6	4. 未整理用物扣2分;用物分类不正确每项扣1分;未记录扣1分	
整体评价 10分	1. 熟练程度	3	1. 操作不熟练扣3分	
	2. 爱伤观念、无菌观念	3	2. 爱伤观念、无菌观念薄弱扣3分	
	3. 语言沟通表达能力、心理素质	2	3. 沟通不到位扣2分	
	4. 操作时间5分钟	2	4. 每超时1分钟扣1分	
总分		100		

思考题:

患者张某,男,75岁,双下肢静脉曲张10余年,未予特殊处理,5天前右下肢出现肿胀、疼痛,诊断为:右下肢静脉血栓,医嘱给予"低分子量肝素钠5 000 U皮下注射"。请思考:

1. 皮下注射的部位有哪些？进针角度和深度为多少？

答:皮下注射部位有上臂三角肌下缘、腹部、后背、大腿前侧和外侧。进针角度为30°～40°,深度为针梗1/2～2/3。

2. 护士为患者皮下注射时需注意什么问题？

答:长期注射患者应做好轮流交替注射计划,及时更换注射部位;注射角度最大不超过45°;针对过于消瘦者,应捏起局部组织;腹部注射者可捏起肚皮;注射后勿揉搓注射局部。

三、肌内注射技术

情景: 王某,女,32岁,最近出现疲乏无力、皮肤黏膜苍白、心悸、食欲不振、腹胀。诊断为营养性巨幼细胞性贫血。医嘱予"维生素 B_{12} 0.5 mg IM st"。

（1）肌内注射技术操作流程如表 6-11 所示。

表 6-11 肌内注射技术操作流程

项目	操 作 标 准	沟通内容及注意事项
基本要求	1. 衣帽整洁,符合要求	口述:各位评委老师好,我是 X 号选手,现在进行肌内注射技术操作,已准备完毕,请指示
	2. 仪表大方,举止端庄	
	3. 语言亲切,态度和蔼	
操作前准备	1. 修剪指甲,洗手,戴口罩	口述:手消毒液在有效期内,可以使用
	2. 双人核对医嘱	口述:请您帮我核对一下医嘱,X 床 XX,住院号 XXX,维生素 B_{12} 0.5 mg IM st,医嘱核对无误
	3. 备齐并检查用物 （1）治疗车上层:治疗盘内放维生素 B_{12}（0.5 mg/1 mL）、2 mL 注射器、安尔碘、棉签、砂轮、纱布;治疗盘外放执行单、弯盘、速干手消毒液 （2）治疗车下层:锐器盒、生活垃圾桶、医用垃圾桶	口述: （1）所有物品准备齐全 （2）维生素 B_{12} 0.5 mg,药液在有效期内,对光检查溶液澄清,无浑浊、沉淀、絮状物 （3）安尔碘已开启在有效期内可以使用;棉签已开启在有效期内可以使用 （4）一次性 2 mL 注射器在有效期内,包装完好,挤压无漏气、无破损,可以使用
	4. 再次核对执行单及药物,消毒瓶口,掰开安瓿瓶,正确抽吸药液(抽吸药液时手只能触及活塞轴和活塞柄,不可将针栓插入安瓿瓶内),放于治疗盘	
操作过程	1. 携用物至患者床前,评估环境	口述:环境干净、整洁、宽敞、明亮,温湿度适宜,适合操作
	2. 核对解释,评估患者 （1）持执行单核对床头卡(床尾卡)和腕带信息 （2）解释、评估患者,拉上围帘	口述: （1）我是您的责任护士,请问您叫什么名字? 我核对一下您的腕带信息 （2）您现在感觉怎么样? 根据您的病情,遵医嘱需要为您肌内注射维生素 B_{12},以促进红细胞的生长,改善您贫血的症状。请您配合我好吗? 您之前用过这个药吗? 有对什么药物过敏吗? 家里人有对什么药物过敏吗? 今天在右边注射可以吗? 我检查一下注射部位的皮肤情况。注射部位皮肤完好,无破损、红肿、硬结、瘢痕

项目	操 作 标 准	沟通内容及注意事项
操 作 过 程	3. 协助患者取合适体位	口述:我先协助您调整一个合适的体位,请您侧卧,上腿伸直、下腿屈曲,我帮您褪一下裤子
	4. 适度暴露注射部位,查看局部皮肤,确认注射部位(十字法和连线法)	口述:臀大肌定位可采用十字法和连线法。十字法,即从臀裂顶点向左或向右侧划一水平线,然后从髂嵴最高点作一垂线,将一侧臀部分为四个象限,选其外上象限并避开内角的区域为注射部位。连线法,即取髂前上棘与尾骨连线的外上 1/3 处为注射部位
	5. 常规消毒皮肤,初次消毒范围直径≥5 cm,再次消毒范围小于第一次	口述:现在要为您消毒了
	6. 再次核对,排气进针。排尽注射器内空气,取一根干棉签夹在左手,左手拇指和食指绷紧皮肤,右手执笔式持注射器,中指固定针栓,用手臂带动手腕的力量,垂直进针(90°),将针头刺入针梗的 2/3	口述:我要为您注射了,请再说一下您的姓名。维生素 B_{12} 0.5 mg
	7. 回抽,推注药物。右手固定针栓,左手抽动活塞,无回血,以均匀的速度推注药物	口述:您感觉怎么样?我会慢点为您推注的
	8. 快速拔针。药物推注完毕,用干棉签轻压穿刺处,快速拔针,按压至不出血	
	9. 分离处理针头。将注射器针头分离,放置于锐器盒内,将注射器置于医用垃圾桶内	
操 作 后	1. 再次核对患者和药液信息。核对药液无误,将安瓿瓶放置于锐器盒内	口述:请再说一下您的姓名。维生素 B_{12} 0.5 mg
	2. 询问患者感觉,告知患者注意事项	口述: (1) 注射结束了,您现在感觉怎么样? (2) 注射部位已经不出血了,帮您取下棉签 (3) 如果您有不适,呼叫器放在枕边,有事请按铃,我也会经常过来看您的
	3. 协助患者取舒适体位,整理床单位。拉开围帘	口述:您这样躺着可以吗? 好的。感谢您的配合
	4. 整理用物,洗手,记录	

（2）肌内注射技术操作考核评分标准如表6－12所示。

表6－12 肌内注射技术操作考核评分标准

班级_____ 学号_____ 姓名_____ 成绩_____

项目	操作标准	分值	评分标准	扣分
基本要求 5分	1. 衣帽整洁,符合要求 2. 仪表大方,举止端庄 3. 语言亲切,态度和蔼	5	护士着装不整洁扣2分	
操作前准备 22分	1. 修剪指甲,洗手,戴口罩	3	1. 未洗手、戴口罩扣2分;洗手不规范扣1分	
	2. 双人核对医嘱无误	2	2. 未核对医嘱扣2分	
	3. 备齐并检查用物	7	3. 用物准备每少一项扣1分;用物检查不规范每项扣1分	
	4. 再次核对执行单及药物,消毒瓶口,掰开安瓿瓶,正确抽吸药液	10	4. 未核对执行单、药物扣2分;瓶口消毒方法不正确或未消毒扣2分;未正确掰开安瓿瓶扣2分;抽吸药液方法不正确扣4分;药液外溢或污染药液扣3分	
操作过程 48分	1. 携用物至患者床前,评估环境	2	1. 环境未评估扣2分;评估地点错误扣1分	
	2. 核对解释,评估患者:病情、意识状态、配合程度;用药史、过敏史和家族史;皮肤情况	6	2. 核对不准确扣1分;少评估一项扣1分	
	3. 围帘遮挡,协助患者取合适体位(需口述)	4	3. 未围帘遮挡扣2分;安置不当扣2分;未口述扣2分	
	4. 适度暴露注射部位,查看局部皮肤,确认注射部位(口述十字法与连线法)	10	4. 部位选择不合适扣2分;未正确口述部位扣4分	
	5. 常规皮肤消毒2遍	2	5. 未消毒扣3分;消毒不规范扣2分	

项目	操 作 标 准	分值	评 分 标 准	扣分
操作 过程 48分	6. 再次核对,排气进针。排尽注射器内空气,取一根干棉签备用,左手拇指和食指绷紧皮肤,右手执笔式持注射器,中指固定针栓,用手臂带动手腕的力量,垂直进针,将针头刺入针梗的2/3	13	6. 未核对扣2分;未排气扣3分;皮肤未绷紧或手法不正确扣2分;未固定针栓扣2分;手法不正确扣4分;刺入深度不正确扣2分	
	7. 回抽,推注药物。右手固定针栓,左手抽动活塞,无回血,以均匀的速度推注药物	5	7. 未检查回血扣2分;推注速度不规范扣2分	
	8. 快速拔针按压。药物推注完毕,用干棉签轻压穿刺处,快速拔针,按压至不出血	3	8. 未按压或手法不正确扣2分;未口述按压至不出血扣2分	
	9. 分离处理针头。针头放于锐器盒内,注射器放于医用垃圾桶内	3	9. 针头未处理或未处理不规范扣2分;未正确处理注射器扣2分	
操作后 15分	1. 再次核对患者和药液信息	3	1. 未核对扣2分;核对不规范扣1分;未正确处理安瓿瓶扣1分	
	2. 询问患者感觉,告知患者注意事项	4	2. 未告知注意事项扣2分;告知不全每少一项扣1分	
	3. 协助患者取舒适体位,整理床单位。拉开围帘	2	3. 未调整卧位扣1分;未整理床单位扣1分;未拉开围帘扣1分	
	4. 整理用物,洗手,记录	6	4. 未整理用物扣2分;用物分类不正确每项扣1分;未记录扣1分	
整体 评价 10分	1. 熟练程度	3	1. 操作不熟练扣3分	
	2. 爱伤观念、无菌观念	3	2. 爱伤观念、无菌观念薄弱扣3分	
	3. 语言沟通表达能力、心理素质	2	3. 沟通不到位扣2分	
	4. 操作时间5分钟	2	4. 每超时1分钟扣1分	
总分		100		

思考题：

患者刘某,女,26 岁,因"停经 40 天左右,阴道出血 1 天"入院,血 β - HCG：2 000 IU/L,孕酮：22.56 ng/mL,医嘱予"黄体酮 20 mg 肌内注射"。请思考：

1. 如何为该患者选择穿刺部位？

答：应选择臀大肌注射。① 十字法：从臀裂顶点向左或向右侧划一水平线,然后从髂嵴最高点作一垂线,将一侧臀部分为四个象限,其外上象限并避开内角的区域为注射部位。② 连线法：取髂前上棘与尾骨连线的外上 1/3 处为注射部位。

2. 肌内注射黄体酮时需注意什么问题？

答：黄体酮为油性药液,应选用长针头做深部注射。

四、静脉注射技术

情景：患者王某,女,56 岁,因"颜面浮肿半年,加重 3 天"入院,入院诊断为"肺炎、呼衰、心衰",入院后给予面罩吸氧,强心、利尿、扩血管等治疗。患者心率 170 次/分,医嘱予"50％葡萄糖注射液 20 mL＋西地兰 0.4 mg IV st"。

（1）静脉注射技术操作流程如表 6 - 13 所示。

表 6 - 13　静脉注射技术操作流程

项目	操 作 标 准	沟通内容及注意事项
基本要求	1. 衣帽整洁,符合要求	口述：各位评委老师好,我是 X 号选手,现在进行静脉注射技术操作,已准备完毕,请指示
	2. 仪表大方,举止端庄	
	3. 语言亲切,态度和蔼	
操作前准备	1. 修剪指甲,洗手,戴口罩	口述：手消毒液在有效期内,可以使用
	2. 双人核对医嘱	口述：请您帮我核对一下医嘱,X 床 XX,住院号 XXX,50％葡萄糖注射液 20 mL＋西地兰 0.4 mg IV st,医嘱核对无误
	3. 备齐并检查用物 （1）治疗车上层：治疗盘内放安尔碘、棉签、50％葡萄糖 50 mL、20 mL 注射器、西地兰 1 支、输液贴、头皮针、砂轮、瓶贴;治疗盘外放执行单、止血带、治疗巾、垫枕、弯盘、速干手消毒液	口述： （1）所有物品准备齐全 （2）50％葡萄糖 50 mL,在有效期内,瓶口无松动,瓶身、瓶体无裂痕,挤压无漏气,对光检查溶液澄清,无浑浊、沉淀、絮状物

项目	操 作 标 准	沟通内容及注意事项
操作前准备	（2）治疗车下层：锐器盒、生活垃圾桶、医用垃圾桶	（3）西地兰 0.4 mg 2 mL，药液在有效期内，对光检查溶液澄清，无浑浊、沉淀、絮状物 （4）安尔碘已开启在有效期内可以使用，棉签已开启在有效期内可以使用 （5）一次性 20 mL 注射器在有效期内，包装完好，挤压无漏气、无破损，可以使用
	4. 再次核对执行单及药液，按照医嘱准确配置药液（配液时先抽吸溶液再抽药液），贴瓶贴于注射器上，放于治疗盘内	
操 作 过 程	1. 携用物至患者床前，评估环境	口述：环境干净、整洁、宽敞、明亮，温湿度适宜，适合操作
	2. 核对解释，评估患者 （1）持执行单核对床头卡（床尾卡）和腕带信息 （2）解释、核对患者	口述： （1）我是您的责任护士，请问您叫什么名字？我核对一下您的腕带信息 （2）您现在感觉怎么样？根据您的病情，遵医嘱需要为您推注西地兰，这个药可以增强心肌收缩力，帮助您减慢心率。请您配合我好吗？您之前用过这个药吗？有对什么药物过敏吗？家里人有对什么药物过敏吗？今天从右侧手臂输液吧，我看一下您的皮肤血管情况。皮肤完好，无破损、红肿、硬结，血管粗直、弹性好。请您像我一样活动一下手腕，肢体活动度良好。注射的时间会比较长，您需要去卫生间吗？
	3. 协助患者取舒适体位	口述：您这样躺着舒服吗？
	4. 铺治疗巾，放垫枕，在穿刺点上方 6～8 cm 处扎止血带，再次评估患者局部血管情况	口述：血管弹性好
	5. 消毒皮肤 2 次。以穿刺点为中心，消毒直径＞5 cm，待干	口述：现在给您消毒
	6. 准备输液贴，贴至治疗盘边缘处	
	7. 再次核对患者及药物，连接头皮针后排尽空气	口述：请再说一下您的床号、姓名；50% 葡萄糖 50 mL＋西地兰 0.4 mg

项目	操　作　标　准	沟通内容及注意事项
操 作 过 程	8. 静脉穿刺。嘱患者握拳,左手拇指绷紧静脉下端的皮肤,右手持头皮针,针尖斜面向上与皮肤成15°~30°角刺入静脉,见回血将针头放平,沿静脉再进针少许	口述:我要给您注射了,请您握拳
	9. 推注药液。嘱患者松拳,松开止血带,固定针柄及针眼,缓慢推注药液	口述:请您松开拳头。根据患者年龄、病情、药物性质,掌握推注速度(西地兰需推注20分钟以上),随时观察患者反应(推注西地兰还需关注患者心率),您感觉怎么样?
	10. 拔针按压。推注完毕,揭开固定针柄的胶布,一手轻压穿刺处,快速拔出针头,嘱患者按压	口述:请您像我这样沿血管方向按压至不出血,请勿揉搓
	11. 头皮针放于锐器盒,注射器放于医用垃圾桶内,取下止血带、垫枕和治疗巾,放于治疗车下层	
操 作 后	1. 再次核对患者和药物信息	口述:请再说一下您的姓名。50%葡萄糖20 mL+西地兰0.4 mg
	2. 询问患者感觉,告知患者注意事项	口述: (1) 药物已经为您推完了,您现在感觉怎么样? (2) 如果您有不适,呼叫器放在枕边,有事请按铃,我也会经常过来看您的
	3. 协助患者取舒适体位,整理床单位	口述:您这样躺着舒服吗? 好的。感谢您的配合
	4. 整理用物,洗手,记录	

（2）静脉注射技术操作考核评分标准如表6-14所示。

表 6-14　静脉注射技术操作考核评分标准

班级_____　　学号_____　　姓名_____　　成绩_____

项目	操　作　标　准	分值	评　分　标　准	扣分
基本 要求 5分	1. 衣帽整洁,符合要求	5	护士着装不整洁扣2分	
	2. 仪表大方,举止端庄			
	3. 语言亲切,态度和蔼			

项目	操作标准	分值	评分标准	扣分
操作前准备 15分	1. 修剪指甲，洗手，戴口罩	3	1. 未洗手、戴口罩扣2分；洗手不规范扣1分	
	2. 双人核对医嘱无误	2	2. 未核对医嘱扣2分	
	3. 备齐并检查用物	3	3. 用物准备每少一项扣1分；用物检查不规范每项扣1分	
	4. 再次核对执行单及药物，按照医嘱准确配置药液，贴瓶贴于注射器上，放于治疗盘内	7	4. 未核对执行单、药物扣2分；瓶口消毒方法不正确或未消毒扣2分；未正确掰开安瓿瓶扣2分；抽吸药液方法不正确扣4分；未贴瓶贴扣1分	
操作过程 55分	1. 携用物至患者床前，评估环境	2	1. 环境未评估扣2分；评估地点错误扣1分	
	2. 核对解释，评估患者：病情、意识状态、配合程度；用药史、过敏史和家族史；局部皮肤、血管情况及肢体活动度	6	2. 核对不准确扣1分；少评估1项扣1分	
	3. 协助患者取舒适体位	2	3. 未调整卧位扣2分	
	4. 铺治疗巾，放垫枕，在穿刺点上方6~8 cm处扎止血带，再次评估患者局部血管情况	5	4. 未铺治疗巾扣1分；扎止血带位置不正确扣2分；扎止血带不规范扣1分；未握拳扣2分	
	5. 消毒皮肤2遍，待干	2	5. 取用棉签不规范每次扣1分；取用消毒液不规范每次扣1分；消毒范围过小或消毒不彻底每次扣1分	
	6. 准备输液贴，贴至治疗盘边缘处	2	6. 未备输液贴扣2分；输液贴放置位置不正确扣1分	
	7. 再次核对患者及药物，连接头皮针后排尽空气	6	7. 未核对扣1分；排气时液体外流过多扣1分；未检查气泡扣1分；有气泡扣1分	
	8. 静脉穿刺。嘱患者握拳，绷紧皮肤，针尖斜面向上与皮肤成15°~30°角刺入静脉，见回血将针头放平，沿静脉再进针少许	10	8. 未绷紧皮肤扣1分；进针方法不正确扣2分；穿刺不成功、退针一次各扣2分	

续　表

项目	操　作　标　准	分值	评　分　标　准	扣分
操作过程55分	9. 推注药液。嘱患者松拳,松开止血带,固定针柄及针眼,缓慢推注药液(需口述)	10	9. 未松止血带、松拳各扣2分;输液贴固定不正确扣2分;未口述扣2分;口述不全扣1分	
	10. 拔针按压。推注完毕,揭开固定针柄的胶布,一手轻压穿刺处,快速拔出针头,嘱患者按压	4	10. 拔针方法不正确扣2分;未按压扣2分	
	11. 头皮针放于锐器盒,注射器放于医用垃圾桶内,取下止血带、垫枕和治疗巾,放于治疗车下层	6	11. 用物未取下扣2分;放置位置不正确扣2分	
操作后15分	1. 再次核对患者和药物信息	2	1. 未核对扣2分;核对不规范扣1分	
	2. 询问患者感觉,告知患者注意事项	5	2. 未告知注意事项扣2分;告知不全每少一项扣1分	
	3. 协助患者取舒适体位,整理床单位	2	3. 未调整卧位扣1分;未整理床单位扣1分	
	4. 整理用物,洗手,记录	6	4. 未整理用物扣2分;用物分类不正确每项扣1分;未记录扣1分	
整体评价10分	1. 熟练程度	3	1. 操作不熟练扣3分	
	2. 爱伤观念、无菌观念	3	2. 爱伤观念、无菌观念薄弱扣3分	
	3. 语言沟通表达能力、心理素质	2	3. 沟通不到位扣2分	
	4. 操作时间8分钟	2	4. 每超时1分钟扣1分	
总分		100		

思考题:

患者王某,女,66岁,因抢救时大量输血,抢救成功后患者出现手足抽搐、血压下降,患者在右侧手臂进行输液治疗,医嘱予"10％葡萄糖 10 mL＋葡萄糖酸钙 10 mL 静

脉推注"。请思考:

1. 该患者发生了什么情况? 如何预防?

答:患者因大量输血出现了枸橼酸钠中毒。每输入库存血 1 000 mL,需遵医嘱静脉注射 10% 葡萄糖酸钙或 10% 氯化钙 10 mL 以预防此情况。

2. 静脉注射葡萄糖酸钙时需注意什么问题?

答:推注要缓慢,经稀释后药液推注的速度小于 1 mL/min,静推时需监护心率,以免注入过快引起呕吐和心脏骤停,如心率小于 80 次/分钟应停用。推注时注意观察穿刺部位有无红肿、外渗,随时观察患者反应。

第四节 静 脉 输 液

一、密闭式静脉输液技术

情景: 患者王某,女,60 岁,因"头晕、心悸伴乏力 1 天"入院。查体:患者神志清,精神差,无呕吐。T 36.5 ℃,P 105 次/分,R 25 次/分,BP 130/80 mmHg,医嘱予"5% 葡萄糖 250 mL + 丹参 40 mL 静脉滴注 qd"。

(1) 密闭式静脉输液技术操作流程如表 6 - 15 所示。

表 6 - 15 密闭式静脉输液技术操作流程

项目	操 作 标 准	沟通内容及注意事项
基本要求	1. 衣帽整洁,符合要求	口述:各位评委老师好,我是 X 号选手,现在进行密闭式静脉输液技术操作,已准备完毕,请指示
	2. 仪表大方,举止端庄	
	3. 语言亲切,态度和蔼	
操作前准备	1. 修剪指甲,洗手,戴口罩	口述:手消毒液在有效期内,可以使用
	2. 双人核对医嘱	口述:请您帮我核对一下医嘱,X 床 XX,住院号 XXX,5% 葡萄糖 250 mL + 丹参 40 mL 静脉滴注 qd,医嘱核对无误
	3. 备齐并检查用物 (1) 治疗车上层:治疗盘内放安尔碘、棉签、已配好的药液(背面贴好瓶贴)、一次性输液器、头皮针、输液贴;治疗盘外放执行单、	口述: (1) 所有物品准备齐全 (2) 5% 葡萄糖 250 mL + 丹参 40 mL,液体在有效期内;瓶口无松动,瓶

项目	操 作 标 准	沟通内容及注意事项
操作前准备	止血带、治疗巾、垫枕、弯盘、速干手消毒液 (2) 治疗车下层:锐器盒、生活垃圾桶、医用垃圾桶 (3) 其他:输液架、怀表。必要时备小夹板、绷带、开瓶器、瓶套	身、瓶体无裂痕,对光检查溶液澄清,无浑浊、沉淀、絮状物,底部拉环完好可用(袋装液体挤压无漏液) (3) 安尔碘已开启在有效期内可以使用,棉签已开启在有效期内可以使用 (4) 一次性输液器在有效期内,包装完好,挤压无漏气、无破损,可以使用 (5) 输液贴在有效期内,可以使用
操作过程	1. 携用物至患者床前,评估环境	口述:环境干净、整洁、宽敞、明亮,温湿度适宜,适合操作
	2. 核对解释,评估患者 (1) 持执行单核对床头卡(床尾卡)和腕带信息 (2) 解释、评估患者	口述: (1) 我是您的责任护士,请问您叫什么名字? 我核对一下您的腕带信息 (2) 您现在感觉怎么样? 根据您的病情,遵医嘱需要为您输注丹参,这个药是活血化瘀的。请您配合我好吗? 您之前用过这个药吗? 有对什么药物过敏吗? 家里人有对什么药物过敏吗? 今天从右侧手臂输液吧,我看一下您的皮肤血管情况。皮肤完好,无破损、红肿、硬结,血管粗直、弹性好。请您像我一样活动一下手腕,肢体活动度良好。输液的时间会比较长,您需要去卫生间吗? 请您稍等,我准备一下
	3. 调整输液架于合适的高度	
	4. 再次核对执行单及药物。消毒瓶口,打开输液器,将输液器插入瓶口	
	5. 挂液体于输液架上,初次排气(茂菲氏滴管内液体 1/2~2/3,液体不流出头皮针)。分三段检查无气泡。将输液针头悬挂于输液架上	
	6. 协助患者取舒适体位	口述:您这样躺着舒服吗?
	7. 铺治疗巾,放垫枕,在穿刺点上方 6~8 cm 处扎止血带,再次评估患者局部血管情况,松开止血带	口述:血管弹性好

项目	操　作　标　准	沟通内容及注意事项
操作过程	8. 初次消毒皮肤,以穿刺点为中心,消毒直径>5 cm,待干	口述:现在给您消毒
	9. 准备输液贴,贴至治疗盘边缘处	
	10. 再次扎止血带,进行二次消毒	注意:消毒范围小于第一次
	11. 再次核对患者、药物	口述:请您再说一下床号、姓名。5%葡萄糖250 mL+丹参40 mL
	12. 再次排气(排出液体3~5滴为宜),关闭调节器,再次分段检查有无气泡	
	13. 嘱患者握拳。左手沿血管方向绷紧皮肤,右手持针柄在血管上方15°~30°角进针,见回血将针头放平沿静脉再进针少许	口述:要为您穿刺了,请您握拳
	14. 嘱患者松拳、松开止血带、松开调节器。观察液体滴入通畅,固定针头,顺序为:针柄-针眼-针管	口述:请您松开拳头
	15. 调节输液速度	口述:根据患者的年龄、病情、药物性质调节滴速,成人40~60滴/分,儿童20~40滴/分,现在滴速为40滴/分
	16. 取下止血带、垫枕和治疗巾,放于治疗车下层	
操作后	1. 再次核对患者和药液信息	口述:请再说一下您的姓名。5%葡萄糖250 mL+丹参40 mL
	2. 询问患者感觉,告知患者注意事项	口述: (1) 药液已经给您输上了,您现在感觉怎么样? (2) 滴速已经帮您调好了,请您和家人不要随意调节 (3) 输液的手活动的时候轻一些,以免针头脱落 (4) 如果您有不适,呼叫器放在枕边,有事请按铃,我也会经常过来看您的
	3. 协助患者取舒适体位,整理床单位	口述:您这样躺着舒服吗? 好的,感谢您的配合
	4. 整理用物,洗手,记录	

（2）密闭式静脉输液技术操作考核评分标准如表 6－16 所示。

表 6－16　密闭式静脉输液技术操作考核评分标准

班级_____　　学号_____　　姓名_____　　成绩_____

项目	操 作 标 准	分值	评 分 标 准	扣分
基本要求 5 分	1. 衣帽整洁,符合要求 2. 仪表大方,举止端庄 3. 语言亲切,态度和蔼	5	护士着装不整洁扣 2 分	
操作前准备 10 分	1. 修剪指甲,洗手,戴口罩	3	1. 未洗手、戴口罩扣 2 分;洗手不规范扣 1 分	
	2. 双人核对医嘱无误	2	2. 未核对医嘱扣 2 分	
	3. 备齐并检查用物	5	3. 用物准备每少一项扣 1 分;用物检查不规范每项扣 1 分	
操作过程 60 分	1. 携用物至患者床前,评估环境	2	1. 环境未评估扣 2 分;评估地点错误扣 1 分	
	2. 核对解释,评估患者:病情、意识状态、配合程度;用药史、过敏史和家族史;患者局部皮肤、血管情况及肢体活动度	5	2. 核对不准确扣 1 分;少评估一项扣 1 分	
	3. 调整输液架于合适的高度	1	3. 未调节输液架高度扣 1 分	
	4. 消毒瓶口,打开输液器,将输液器插入瓶口	5	4. 未消毒瓶口扣 1 分;消毒手法不正确每次扣 1 分;每跨越无菌区一次扣 1 分;输液器针头外露扣 1 分	
	5. 挂液体于输液架上,初次排气(茂菲氏滴管内液体 1/2～2/3)。分三段检查无气泡。将输液针头悬挂于输液架上	5	5. 排气手法不正确扣 2 分;排气失败扣 2 分;未检查排气结果扣 1 分;茂菲氏滴管液面过高/过低扣 1 分	
	6. 协助患者取舒适卧位	1	6. 未调整卧位扣 1 分	
	7. 铺治疗巾,放垫枕,在穿刺点上方 6～8 cm 处扎止血带,再次评估患者局部血管情况,松开止血带	5	7. 扎止血带位置不正确扣 1 分;扎止血带不规范扣 1 分;未评估血管情况扣 1 分	

项目	操 作 标 准	分值	评 分 标 准	扣分
操作过程 60 分	8. 初次消毒皮肤,以穿刺点为中心,消毒直径>5 cm,待干	5	8. 取用棉签不规范每次扣1分;取用消毒液不规范每次扣1分;消毒范围过小或消毒不彻底每次扣1分	
	9. 准备输液贴,贴至治疗盘边缘处	3	9. 未备输液贴扣2分;输液贴放置位置不正确扣1分	
	10. 再次扎止血带,进行二次消毒	5	10. 跨越无菌区扣2分	
	11. 再次核对患者、药物	2	11. 未核对扣2分;核对不规范扣1分	
	12. 再次排气(排出液体3~5滴为宜),关闭调节器,再次分段检查有无气泡	5	12. 浪费药液扣1分;未关闭调节器扣2分;未分段检查扣2分	
	13. 嘱患者握拳,绷紧皮肤,15°~30°角进针,见回血将针头放平沿静脉再进针少许	5	13. 未嘱患者握拳扣1分;未绷紧皮肤扣1分;进针方法不正确扣2分;穿刺不成功、退针一次各扣1分	
	14. 嘱患者松拳,松开止血带,松开调节器。观察液体滴入通畅,固定针头	5	14. 未松止血带、调节器、松拳各扣1分;输液贴固定不正确扣1分	
	15. 调节输液速度(需口述)	3	15. 未调节滴速扣2分;口述不全扣1分	
	16. 取下止血带、垫枕和治疗巾,放治疗车下层	3	16. 用物未取下扣2分;放置位置不正确扣1分	
操作后 15 分	1. 再次核对患者和药液信息	2	1. 未核对扣2分;核对不规范扣1分	
	2. 询问患者感觉,告知患者注意事项	5	2. 未告知注意事项扣2分;告知不全每少一项扣1分	
	3. 协助患者取舒适体位,整理床单位	2	3. 未调整卧位扣1分;未整理床单位扣1分	

续　表

项目	操　作　标　准	分值	评　分　标　准	扣分
操作后 15 分	4. 整理用物,洗手,记录	6	4. 未整理用物扣 2 分;用物分类 不正确每项扣 1 分;未记录扣 1 分	
整体 评价 10 分	1. 熟练程度	3	1. 操作不熟练扣 3 分	
	2. 爱伤观念、无菌观念	3	2. 爱伤观念、无菌观念薄弱扣 3 分	
	3. 语言沟通表达能力、心理素质	2	3. 沟通不到位扣 2 分	
	4. 操作时间 12 分钟	2	4. 每超时 1 分钟扣 1 分	
总分		100		

思考题:

患者王某,男,26 岁,因"四肢肌无力,表情淡漠"来院就诊,心电图示:ST 段压低,T 波倒置、压低、增宽,Q-T 间期延长,查血钾:2.2 mmol/L,P 106 次/分,R 25 次/分,BP 128/78 mmHg,医嘱予"平衡液 500 mL＋氯化钾 15 mL 静脉滴注"。请思考:

1. 该患者发生了什么情况? 静脉补液的原则是什么?

答:该患者发生了低钾血症。静脉补液应遵循"先晶后胶、先盐后糖、宁酸勿碱"的原则。

2. 静脉补钾的原则是什么?

答:静脉补钾应遵循"四不宜"原则,不宜过浓(浓度不超过 40 mmol/L)、不宜过快(不超过 20～40 mmol/h)、不宜过多(补钾量为 60～80 mmol/d)、不宜过早(见尿后补钾,一般尿量超过 40 mL/h 或 500 mL/d)。

二、静脉留置针穿刺技术

情景:患者李某,男,60 岁,入院诊断为"慢性肺源性心脏病、呼吸道感染",医嘱予"0.9％氯化钠 250 mL＋氨曲南 2 g 静脉滴注 bid;5％葡萄糖 250 mL＋丹参 20 mL 静脉滴注 qd;5％葡萄糖 250 mL＋环磷腺苷 60 mg 静脉滴注 qd;5％葡萄糖 500 mL＋维生素 C 3.0 g 静脉滴注 qd"。

(1)静脉留置针穿刺技术操作流程如表 6-17 所示。

表 6-17 静脉留置针穿刺技术操作流程

项目	操作标准	沟通内容及注意事项
基本要求	1. 衣帽整洁,符合要求	口述:各位评委老师好,我是 X 号选手,现在进行静脉留置针穿刺技术操作,已准备完毕,请指示
	2. 仪表大方,举止端庄	
	3. 语言亲切,态度和蔼	
操作前准备	1. 修剪指甲,洗手,戴口罩	口述:手消毒液在有效期内,可以使用
	2. 双人核对医嘱	口述:请您帮我核对一下医嘱,X 床 XX,住院号 XXX,0.9% 氯化钠 250 mL＋氨曲南 2 g 静脉滴注 bid,医嘱核对无误
	3. 备齐并检查用物 (1) 治疗车上层:治疗盘内放安尔碘、棉签、已配好的药液(背面贴好瓶贴)、一次性输液器、静脉留置针 1 套、无菌透明敷贴、胶布;治疗盘外放执行单、止血带、治疗巾、垫枕、弯盘、速干手消毒液 (2) 治疗车下层:锐器盒、生活垃圾桶、医用垃圾桶 (3) 其他:输液架、怀表。必要时备小夹板、绷带、开瓶器、瓶套	口述: (1) 所有物品准备齐全 (2) 0.9%氯化钠 250 mL＋氨曲南 2 g,液体在有效期内,瓶口无松动,瓶身、瓶体无裂痕;对光检查溶液澄清,无浑浊、沉淀、絮状物,底部拉环完好可用(袋装液体挤压无漏液) (3) 安尔碘已开启在有效期内可以使用,棉签已开启在有效期内可以使用 (4) 一次性输液器在有效期内,包装完好,挤压无漏气、无破损,可以使用 (5) 静脉留置针在有效期内,包装完好,挤压无漏气、无破损,可以使用。敷贴在有效期内
操作过程	1. 携用物至患者床前,评估环境	口述:环境干净、整洁、宽敞、明亮,温湿度适宜,适合操作
	2. 核对解释,评估患者 (1) 持执行单核对床头卡(床尾卡)和腕带信息 (2) 解释、评估患者	口述: (1) 我是您的责任护士,请问您叫什么名字? 我核对一下您的腕带信息 (2) 您现在感觉怎么样? 根据您的病情,医生给您开了一些药物。现在为您输注的是氨曲南,这个药是抗感染的。您之前用过这个药

项目	操　作　标　准	沟通内容及注意事项
		吗? 有对什么药物过敏吗? 家里人有对什么药物过敏吗? 今天从右侧手臂输液吧,我看一下您的皮肤血管情况,皮肤完好、无破损、红肿、硬结,血管粗直、弹性好。请您像我一样活动一下手腕,肢体活动度良好。输液的时间会比较长,您需要去卫生间吗? 请您稍等,我准备一下
操 作 过 程	3. 调整输液架于合适的高度	
	4. 再次核对执行单及药液。消毒瓶口,打开输液器,将输液器插入瓶口	
	5. 挂液体于输液架上,初次排气(茂菲氏滴管内液体 1/2～2/3,液体不流出头皮针)。分三段检查无气泡。将输液针头悬挂于输液架上	
	6. 协助患者取舒适卧位	口述:您这样躺着舒服吗?
	7. 铺治疗巾,放垫枕,在穿刺点上方 8～10 cm 处扎止血带,再次评估患者局部血管情况,松开止血带	口述:血管弹性好
	8. 初次消毒皮肤,以穿刺点为中心,消毒直径＞8 cm,待干	口述:现在给您消毒
	9. 再次扎止血带,进行二次消毒,待干	注意:消毒范围小于第一次
	10. 准备无菌敷贴、胶布。打开留置针与输液器相连接	
	11. 再次排气(排出液体 3～5 滴为宜):排尽留置针内的空气,关闭调节器,再次分段检查有无气泡	
	12. 检查穿刺针,旋转松动枕芯,并将针头斜面朝上	
	13. 再次核对患者、药物	口述:请您再说一下床号、姓名。0.9%氯化钠 250 mL+氨曲南 2 g
	14. 嘱患者握拳,绷紧皮肤,左手固定静脉,右手持针,在血管上方 15°～30°角进针,见回血放平针翼,沿静脉再进针少许。左手缓慢将外套管全部送入静脉,右手缓慢退出针芯	口述:要为您穿刺了,请您握拳
	15. 嘱患者松拳,松开止血带,松开调节器。观察液体滴入通畅,将针芯完全撤出,放入锐器盒内	口述:穿刺成功了,请您松开拳头

项目	操　作　标　准	沟通内容及注意事项
操作过程	16. 以穿刺点为中心,对留置针塑形后做无张力式密闭式固定(贴敷贴采用无张力粘贴,一放平、二塑形、三压紧),将注明穿刺日期和操作者姓名的敷贴标示贴贴于留置针尾端。延长管 U 形固定在贴膜外。若用正压接头,正压接头高于导管尖端,且与血管平行	口述:现在为您固定,您手放松
	17. 调节输液速度	口述:根据患者的年龄、病情、药物性质调节滴速,成人 40～60 滴/分,儿童 20～40 滴/分,现在滴速为 40 滴/分
	18. 取下止血带、垫枕和治疗巾,放于治疗车下层	
操作后	1. 再次核对患者和药物信息	口述:请再说一下您的姓名。0.9%氯化钠 250 mL＋氨曲南 2 g
	2. 询问患者感觉,告知患者注意事项	口述:留置针已为您固定妥当,液体已为您输上,您现在感觉怎么样? 口述:滴速已经帮您调好了,请您和家人不要随意调节 口述:输液的手活动的时候轻一些,以免针头堵塞 口述:如果您有不适,呼叫器放在枕边,有事请按铃,我也会经常过来看您的
	3. 协助患者取舒适体位,整理床单位	口述:您这样躺着舒服吗? 好的。感谢您的配合
	4. 整理用物,洗手,记录	

(2) 静脉留置针穿刺技术操作考核评分标准如表 6－18 所示。

表 6－18　静脉留置针穿刺技术操作考核评分标准

班级＿＿＿＿＿＿　　学号＿＿＿＿＿＿　　姓名＿＿＿＿＿＿　　成绩＿＿＿＿＿＿

项目	操　作　标　准	分值	评　分　标　准	扣分
基本要求 5 分	1. 衣帽整洁,符合要求	5	护士着装不整洁扣 2 分	
	2. 仪表大方,举止端庄			
	3. 语言亲切,态度和蔼			

续　表

项目	操　作　标　准	分值	评　分　标　准	扣分
操作前准备10分	1. 修剪指甲,洗手,戴口罩	3	1. 未洗手、戴口罩扣2分;洗手不规范扣1分	
	2. 双人核对医嘱无误	2	2. 未核对医嘱扣2分	
	3. 备齐并检查用物	5	3. 用物准备每少一项扣1分;用物检查不规范每项扣1分	
操作过程60分	1. 携用物至患者床前,评估环境	2	1. 环境未评估扣2分;评估地点错误扣1分	
	2. 核对解释,评估患者:病情、意识状态、配合程度;用药史、过敏史和家族史;患者局部皮肤、血管情况及肢体活动度	5	2. 核对不准确扣1分;少评估1项扣1分	
	3. 调整输液架至合适的高度	1	3. 未调节输液架高度扣1分	
	4. 再次核对执行单及药物。消毒瓶口,打开输液器,将输液器插入瓶口	3	4. 未消毒瓶口扣1分;消毒手法不正确每次扣1分;每跨越无菌区一次扣1分;输液器针头外露扣1分	
	5. 挂液体于输液架上,初次排气。分三段检查无气泡。将输液针头悬挂于输液架上	5	5. 排气手法不正确扣2分;排气失败扣2分;未检查排气结果扣1分;茂菲氏滴管液面过高/过低扣1分	
	6. 协助患者取舒适卧位	2	6. 未调整卧位扣1分	
	7. 铺治疗巾,放垫枕,在穿刺点上方8~10 cm处扎止血带,再次评估患者局部血管情况,松开止血带	3	7. 扎止血带位置不正确扣1分;扎止血带不规范扣1分;未评估血管情况扣1分	
	8. 初次消毒皮肤,以穿刺点为中心,消毒直径>8 cm,待干	3	8. 取用棉签不规范每次扣1分;取用消毒液不规范每次扣1分;消毒范围过小或消毒不彻底每次扣1分	
	9. 再次扎止血带,进行二次消毒待干	2	9. 跨越无菌区扣2分	

项目	操作标准	分值	评分标准	扣分
操作过程60分	10. 准备无菌敷贴和胶布。打开留置针与输液器相连接	3	10. 未备无菌敷贴扣1分；留置针与头皮针连接不紧密扣1分	
	11. 再次排气，排尽留置针内的空气，关闭调节器，再次分段检查有无气泡	5	11. 排气手法不正确扣2分；排气失败扣2分；未检查排气结果扣1分；茂菲氏滴管液面过高/过低扣1分	
	12. 检查穿刺针，旋转松动枕芯，并将针头斜面朝上	2	12. 未检查留置针扣1分；未调整针尖斜面扣1分	
	13. 再次核对患者、药物	2	13. 未核对扣2分；核对不规范扣1分	
	14. 嘱患者握拳，绷紧皮肤，在血管上方15°～30°角进针，见回血放平针翼，沿静脉再进针少许。缓慢将外套管全部送入静脉，退出针芯	8	14. 未嘱患者握拳扣1分；未绷紧皮肤扣1分；进针方法不正确扣2分；穿刺不成功、退针一次各扣1分	
	15. 嘱患者松拳，松开止血带，松开调节器。观察液体滴入通畅，将针芯完全撤出，放入锐器盒内	6	15. 未松止血带、调节器、松拳各扣1分；枕芯处理不当扣1分	
	16. 固定留置针，将注明穿刺日期和操作者姓名的敷贴标示贴贴于留置针尾端	3	16. 留置针固定不正确扣1分，未标注操作者姓名和日期扣1分	
	17. 调节输液速度（需口述）	3	17. 未调节滴速扣2分；口述不全扣1分	
	18. 取下止血带、垫枕和治疗巾，放于治疗车下层	2	18. 用物未取下扣2分；放置位置不正确扣1分	
操作后15分	1. 再次核对患者和药液信息	2	1. 未核对扣2分；核对不规范扣1分	
	2. 询问患者感觉，告知患者注意事项	5	2. 未告知注意事项扣2分；告知不全每少一项扣1分	

项目	操 作 标 准	分值	评 分 标 准	扣分
操作后 15分	3. 协助患者取舒适体位,整理床单位	2	3. 未调整卧位扣1分;未整理床单位扣1分	
	4. 整理用物,洗手,记录	6	4. 未整理用物扣2分;用物分类不正确每项扣1分;未记录扣1分	
整体评价 10分	1. 熟练程度	3	1. 操作不熟练扣3分	
	2. 爱伤观念、无菌观念	3	2. 爱伤观念、无菌观念薄弱扣3分	
	3. 语言沟通表达能力、心理素质	2	3. 沟通不到位扣2分	
	4. 操作时间12分钟	2	4. 每超时1分钟扣1分	
总分		100		

思考题:

患者王某,男,66岁,因"头痛3天伴恶心、呕吐1 h"来院就诊,既往有高血压病史,未规律治疗,急查CT示:脑膜外血肿,患者神志清,精神萎靡,P 98次/分,BP 200/99 mmHg,医嘱予"25%甘露醇250 mL静脉滴注"。请思考:

1. 静脉输注甘露醇时需注意什么问题?

答:输入前要认真检查甘露醇有没有结晶,若有结晶需放到温水中溶解后再用;甘露醇滴速太慢起不到脱水的作用,一般250 mL的甘露醇要在20~30分钟内滴完;甘露醇刺激性强,输注时注意观察穿刺部位有无外渗、静脉炎等情况;滴注甘露醇时要严密观察病情,记录出入液量,复查电解质,防止患者出现心脏功能问题。

2. 第2日,患者留置针穿刺处出现沿静脉走向的条索状红线,该患者发生了什么情况? 如何处理?

答:患者发生了静脉炎,应立即停止在此部位输液,抬高患肢并制动;局部用95%乙醇或者50%硫酸镁湿敷;超短波理疗;如意金黄散加醋调成糊状局部外敷。

第五节　静脉输血:密闭式静脉输血技术

情景:护士小王夜班,接收了一位38岁、大量呕血的肝硬化患者。医生下医嘱为患者立即输注B型去白细胞悬浮红细胞1.5 U。

(1)密闭式静脉输血技术操作流程如表6-19所示。

表 6 - 19　密闭式静脉输血技术操作流程

项目	操 作 标 准	沟通内容及注意事项
基本要求	1. 衣帽整洁,符合要求 2. 仪表大方,举止端庄 3. 语言亲切,态度和蔼	口述:各位评委老师好,我是 X 号选手,现在进行密闭式静脉输血技术操作,已准备完毕,请指示
操作前准备	1. 修剪指甲,洗手,戴口罩	口述:手消毒液在有效期内,可以使用
	2. 双人核对医嘱、交叉配血单、血液 (1) 三查:血液有效期、血液质量、血袋包装 (2) 八对:姓名、床号、住院号、血袋号、血型、交叉配血试验结果、血液种类、剂量	口述: (1) 请您帮我核对一下医嘱,X 床 XX,住院号 XXX,B 型去白细胞悬浮红细胞 1.5 U,医嘱核对无误。 (2) 再核对交叉配血单和血液,血液无变色、浑浊、无血凝块、气泡和其他异常物质,血袋包装完好,无破漏和裂缝,采血日期 XXX,血袋号 XXX,血型 B 型 Rh 阳性,血液种类为"去白细胞悬浮红细胞",血量 1.5 U。交叉配血结果:无凝集无溶血,核对无误
	3. 备齐并检查用物 (1) 治疗车上层:治疗盘内放安尔碘、棉签、血液、0.9％氯化钠溶液 100 mL、一次性输血器、输液贴、止血带、治疗巾、垫枕、血型牌;治疗盘外放执行单、输血单、弯盘、速干手消毒液 (2) 治疗车下层:锐器盒、生活垃圾桶、医用垃圾桶 (3) 其他:输液架、怀表	口述: (1) 所有物品准备齐全 (2) 0.9％氯化钠溶液 100 mL,在有效期内,对光检查溶液澄清,无浑浊、沉淀、絮状物,底部拉环完好可用(袋装液体挤压无漏液) (3) 安尔碘已开启在有效期内可以使用,棉签已开启在有效期内可以使用 (4) 一次性输血器在有效期内,包装完好,挤压无漏气,无破损,可以使用 (5) 输液贴已开启在有效期内可以使用
操作过程	1. 携用物至患者床前,评估环境	口述:环境干净、整洁、宽敞、明亮,温湿度适宜,适合操作
	2. 核对解释,评估患者 (1) 持执行单核对床头卡(床尾卡)和腕带信息 (2) 解释、评估患者	口述: (1) 我是您的责任护士,请问您叫什么名字? 我核对一下您的腕带信息 (2) 您现在感觉怎么样? 根据您的病情,遵医嘱需要为您输血,目的是补

项目	操　作　标　准	沟通内容及注意事项
		充血容量。请您配合我好吗？您之前输过血吗？知道自己的血型吗？有对什么过敏？今天从右侧手臂输血吧，我看一下您的皮肤血管情况，皮肤完好，无破损、红肿、硬结，血管粗直、弹性好。请您像我一样活动一下手腕，肢体活动度良好。输血的时间会比较长，您需要去卫生间吗？请您稍等，我准备一下
操作过程	3. 调整输液架于合适的高度，悬挂血型牌	
	4. 消毒 0.9％氯化钠溶液瓶口，打开输血器，将输血器插入 0.9％氯化钠溶液	
	5. 挂液体于输液架上，初次排气（茂菲氏滴管内液体 1/2～2/3，液体不流出头皮针）。分三段检查无气泡。将输血器针头悬挂于输液架上	
	6. 协助患者取舒适体位	口述：您这样躺着舒服吗？
	7. 铺治疗巾，放垫枕，在穿刺点上方 6～8 cm 处扎止血带，再次评估患者局部血管情况，松开止血带	口述：血管弹性好
	8. 初次消毒皮肤，以穿刺点为中心，消毒直径＞5 cm，待干	口述：现在给您消毒
	9. 准备输液贴，贴于治疗盘边缘处	
	10. 再次扎止血带，进行二次消毒	注意：消毒范围小于第一次
	11. 再次核对患者、血制品	口述：请您再说一下床号、姓名。B 型去白细胞悬浮红细胞 1.5 U
	12. 再次排气（排出液体 3～5 滴为宜），排尽输血器内的空气，关闭调节器，再次分段检查有无气泡	
	13. 嘱患者握拳，左手沿血管方向绷紧皮肤，右手持针柄在血管上方 15°～30°角进针，见回血放平针翼，沿静脉再进针 2～3 cm	口述：要为您穿刺了，请您握拳
	14. 嘱患者松拳，松开止血带，松开调节器。观察液体滴入通畅。固定针头，顺序为：针柄-针眼-针管	口述：请您松开拳头
	15. 两名护士再次核对血液，无误后分别签名，以手腕旋转动作将血袋内的血液轻轻摇匀	
	16. 打开血袋封口，将输血器针头从 0.9％氯化钠溶液中拔出，插入胶管内，将血袋倒挂于输液架上，开始输血	

项目	操 作 标 准	沟通内容及注意事项
操作过程	17. 调节输血速度	口述：输血开始前15分钟每分钟应小于20滴,如无不良反应,再根据病情及年龄调节滴速,一般成人40~60滴/分,老人、儿童酌减
	18. 取下止血带、垫枕和治疗巾,放于治疗车下层	
操作后	1. 再次核对患者和血液信息	口述：请再说一下您的姓名。B型去白细胞悬浮红细胞1.5 U
	2. 询问患者感觉,告知患者注意事项	口述: (1) 血液已经为您输上了,您现在感觉怎么样? (2) 滴速已经帮您调好了,请您和家人不要随意调节 (3) 输血的手活动的时候轻一些,以免针头脱落 (4) 如果您有不适,呼叫器放在枕边,有事请按铃,我也会经常过来看您的
	3. 输血完毕,再继续滴入少量0.9%氯化钠溶液,直到输血器内的血液全部输入体内,再拔针	
	4. 协助患者取舒适体位,整理床单位	口述:您这样躺着舒服吗? 好的。感谢您的配合
	5. 整理用物,洗手,记录	

（2）密闭式静脉输血技术操作考核评分标准如表6-20所示。

表6-20 密闭式静脉输血技术操作考核评分标准

班级_____ 学号_____ 姓名_____ 成绩_____

项目	操 作 标 准	分值	评 分 标 准	扣分
基本要求5分	1. 衣帽整洁,符合要求	5	护士着装不整洁扣2分	
	2. 仪表大方,举止端庄			
	3. 语言亲切,态度和蔼			

项目	操　作　标　准	分值	评　分　标　准	扣分
操作前准备 15分	1. 修剪指甲,洗手,戴口罩	2	1. 未洗手、戴口罩扣2分;洗手不规范扣1分	
	2. 双人核对医嘱、交叉配血单、血液无误(三查八对)	10	2. 未核对医嘱扣2分;核对不全漏一项扣1分;未核对血液信息扣5分;漏一项扣1分	
	3. 备齐并检查用物	3	3. 用物准备每少一项扣1分;用物检查不规范每项扣1分	
操作过程 55分	1. 携用物至患者床前,评估环境	2	1. 环境未评估扣2分;评估地点错误扣1分	
	2. 核对解释,评估患者:病情、意识状态、配合程度;血型、输血史及过敏史;局部皮肤、血管情况及肢体活动度	5	2. 核对不准确扣1分;少评估1项扣1分	
	3. 调整输液架于合适的高度,悬挂血型牌	2	3. 未调节输液架高度扣1分;未悬挂血型牌扣1分	
	4. 消毒0.9%氯化钠溶液瓶口,打开输血器,将输血器插入瓶口	2	4. 未消毒瓶口扣1分;消毒手法不正确每次扣1分;每跨越无菌区一次扣1分;输血器针头外露扣1分	
	5. 挂液体于输液架上,初次排气。分三段检查无气泡。将输血器针头悬挂于输液架上	5	5. 排气手法不正确扣2分;排气失败扣2分;未检查排气结果扣1分;茂菲氏滴管液面过高/过低扣1分	
	6. 协助患者取舒适体位	1	6. 未调整卧位扣1分	
	7. 铺治疗巾,放垫枕,在穿刺点上方6~8 cm处扎止血带,再次评估患者局部血管情况,松开止血带	2	7. 扎止血带位置不正确扣1分;扎止血带不规范扣1分;未评估血管情况扣1分	
	8. 初次消毒皮肤,以穿刺点为中心,消毒直径>5 cm,待干	4	8. 取用棉签不规范每次扣1分;取用消毒液不规范每次扣1分;消毒范围过小或消毒不彻底每次扣1分	

项目	操 作 标 准	分值	评 分 标 准	扣分
操作过程 55分	9. 准备输液贴,贴于治疗盘边缘处	1	9. 未备输液贴或贴的位置不正确扣1分	
	10. 再次扎止血带,进行二次消毒	4	10. 跨越无菌区扣2分	
	11. 再次核对患者、血制品	2	11. 未核对扣2分;核对不规范扣1分	
	12. 再次排气,排尽输血器内的空气,关闭调节器,再次分段检查有无气泡	3	12. 浪费药液扣1分;未检查气泡扣2分	
	13. 嘱患者握拳,绷紧皮肤,在血管上方15°～30°角进针,见回血放平针翼,沿静脉再进针2～3 cm	5	13. 未嘱患者握拳扣1分;未绷紧皮肤扣1分;进针方法不正确扣2分;穿刺不成功、退针一次各扣1分	
	14. 嘱患者松拳,松开止血带,松开调节器。观察液体滴入通畅,固定针头	4	14. 未松止血带、调节器、松拳各扣1分;输液贴固定不正确扣1分	
	15. 两名护士再次核对血液,无误后分别签名,以手腕旋转动作将血袋内的血液轻轻摇匀	4	15. 未双人核对扣2分;核对不全扣1分;未摇匀扣2分;摇匀手法不规范扣1分	
	16. 打开血袋封口,将输血器针头插入胶管内,将血袋倒挂于输液架上,开始输血	2	16. 输血器针头外露扣2分	
	17. 调节输血速度(需口述)	4	17. 未调节滴速扣2分;滴速不符合要求扣2分;口述不全扣1分	
	18. 取下止血带、垫枕和治疗巾,放于治疗车下层	3	18. 用物未取下扣2分;放置位置不正确扣1分	
操作后 15分	1. 再次核对患者和血液信息	2	1. 未核对扣2分;核对不规范扣1分	
	2. 询问患者感觉,告知患者注意事项	5	2. 未告知注意事项扣2分;告知不全每少一项扣1分	

续　表

项目	操　作　标　准	分值	评　分　标　准	扣分
操作后 15分	3. 输血完毕,再继续滴入少量0.9%氯化钠溶液,直到输血器内的血液全部输入体内,再拔针	2	3. 未输0.9%氯化钠溶液扣2分	
	4. 协助患者取舒适体位,整理床单位	2	4. 未调整卧位扣1分;未整理床单位扣1分	
	5. 整理用物,洗手,记录	4	5. 未整理用物扣2分;用物分类不正确每项扣1分;未记录扣1分	
整体评价 10分	1. 熟练程度	3	1. 操作不熟练扣3分	
	2. 爱伤观念、无菌观念	3	2. 爱伤观念、无菌观念薄弱扣3分	
	3. 语言沟通表达能力、心理素质	2	3. 沟通不到位扣2分	
	4. 操作时间12分钟	2	4. 每超时1分钟扣1分	
总分		100		

思考题:

患者王某,男,63岁,因"发现双下肢出血点3天"入院。查体发现:患者双下肢散在出血点,伴牙龈出血,血常规提示:血小板3×10^9/L,医嘱予"输注血小板,1个治疗量"。请思考:

1. 输血时如何做好"三查八对"?

答:取血时护士与血库人员共同做好"三查八对",三查即查血液的有效期、血液质量和血袋包装;八对即床号、姓名、住院号、血袋号、血型、交叉配血实验结果、血液种类、剂量。输血前两名护士再次进行"三查八对"再进行输血。

2. 患者在输血过程中突然出现头部胀痛、面部潮红、腰背部剧烈疼痛、四肢麻木,请问患者出现了什么情况? 该如何处理?

答:患者出现了溶血反应。需立即停止输血,通知医生给予处理;给予氧气吸入,建立静脉通道,遵医嘱给予升压药等;双侧腰部封闭,热敷双侧肾区;静脉注射5%碳酸氢钠溶液,碱化尿液;将剩余血液、患者输血前后血标本、尿标本一同送检;密切观察病情变化,安慰患者。

第七章

标 本 采 集

第一节 血 标 本 采 集

一、静脉采血技术(真空采血管)

情景:患者周某,女,45岁,近一周出现恶心、乏力、厌油腻,入院后医生嘱完善入院检查,护士遵医嘱为其进行静脉血标本的采集。

(1)静脉采血技术(真空采血管)操作流程如表7-1所示。

表7-1 静脉采血技术(真空采血管)操作流程

项目	操 作 标 准	沟通内容及注意事项
基本要求	1. 衣帽整洁,符合要求	口述:各位评委老师好,我是X号选手,现在进行静脉采血技术操作,已准备完毕,请指示
	2. 仪表大方,举止端庄	
	3. 语言亲切,态度和蔼	
操作前准备	1. 修剪指甲,洗手,戴口罩	口述:手消毒液在有效期内,可以使用
	2. 双人核对医嘱	口述:请您帮我核对一下医嘱,X床XX,住院号XXX,化验项目:生化、血常规、凝血、红细胞沉降率(血沉)、肝功能,检验申请单、真空采血管以及条码一致,医嘱核对无误
	3. 备齐并检查用物,贴检验条码于相应采血管上 (1)治疗车上层:治疗盘内放安尔碘、棉签、输液贴(或胶布)、真空采血管、检验条码、一次性采血针2个。治疗盘外放治疗巾、垫枕、止血带、无菌手套、执行单、检验申请单、弯盘、速干手消毒液、试管架 (2)治疗车下层:锐器盒、生活垃圾桶、医用垃圾桶	口述: (1)所有物品准备齐全 (2)安尔碘已开启在有效期内可以使用。棉签已开启在有效期内可以使用 (3)一次性采血针在有效期内,包装完好,挤压无漏气、无破损,可以使用 (4)真空采血管质量完好

项目	操 作 标 准	沟通内容及注意事项
操作过程	1. 携用物至患者床前,评估环境	口述:环境干净、整洁、宽敞、明亮,温湿度适宜,适合操作
	2. 核对解释,评估患者 (1) 持执行单核对床头卡(床尾卡)和腕带信息 (2) 解释、评估患者	口述: (1) 我是您的责任护士,请问您叫什么名字? 我核对一下您的腕带信息 (2) 您现在感觉怎么样? 为了了解您的病情,遵医嘱需要为您采集静脉血标本。请您配合我好吗? 今天从右侧手臂采血吧,我看一下您的皮肤血管情况,皮肤完好、无破损、红肿、硬结、血管粗直、弹性好。请问您按要求空腹了吗? 请您活动一下手臂,肢体活动度良好
	3. 协助患者取舒适体位	口述:您这样躺着舒服吗? 我已经准备好了,现在可以给您采血了
	4. 准备输液贴或胶布,贴至治疗盘边缘处。铺治疗巾,放垫枕,戴手套,在穿刺点上方6~8 cm处扎止血带,选择穿刺部位,松止血带	
	5. 常规消毒皮肤,以穿刺点为中心,消毒直径>5 cm,待干	口述:现在给您消毒
	6. 再次扎止血带,进行二次消毒	注意:消毒范围小于第一次
	7. 再次核对患者、检验项目	口述:我要为您穿刺了,请您再说一下床号、姓名。检验项目包括生化、血常规、凝血、红细胞沉降率(血沉)、肝功能
	8. 取下一次性采血针护针帽,左手沿血管方向绷紧皮肤,右手持针柄在血管上方15°~30°角进针,见回血放平针翼,沿静脉再进针2~3 cm,固定针柄,将采血针另一端刺入真空管,采血至需要量	口述:需要抗凝剂的血标本应将血液与抗凝剂混匀。采集多个检测项目顺序:血培养-抗凝管-干燥管
	9. 采血毕,松止血带、松拳,迅速拔出针头,按压局部1~2分钟	口述:请您松拳,请像我这样沿着血管的方向按压针眼1~2分钟,不要揉搓
	10. 脱手套,取下止血带、垫枕和治疗巾,一并放于治疗车下层	

项目	操　作　标　准	沟通内容及注意事项
操作后	1. 再次核对患者和检查项目	口述:请再说一下您的姓名。生化、血常规、凝血、红细胞沉降率(血沉)、肝功能
	2. 询问患者感觉,告知患者注意事项	口述: (1) 血已经给您抽完了,您现在感觉怎么样? (2) 您现在可以吃饭了,2个小时以后将会出化验结果,请您耐心等待 (3) 如果您有不适,呼叫器放在枕边,有事请按铃,我也会经常过来看您的
	3. 协助患者取舒适体位,整理床单位	口述:您这样躺着舒服吗? 好的。感谢您的配合
	4. 整理用物,洗手,记录	
	5. 将血标本及时送检	

(2) 静脉采血技术(真空采血管)操作考核评分标准如表7-2所示。

表7-2　静脉采血技术(真空采血管)操作考核评分标准

班级_____　　学号_____　　姓名_____　　成绩_____

项目	操　作　标　准	分值	评　分　标　准	扣分
基本要求5分	1. 衣帽整洁,符合要求	5	护士着装不整洁扣2分	
	2. 仪表大方,举止端庄			
	3. 语言亲切,态度和蔼			
操作前准备10分	1. 修剪指甲,洗手,戴口罩	3	1. 未洗手、戴口罩扣2分;洗手不规范扣1分	
	2. 双人核对医嘱、检验申请单无误	2	2. 未核对医嘱、检验申请单扣2分	
	3. 备齐并检查用物。贴检验条码于相应采血管上	5	3. 用物准备每少一项扣1分;用物检查不规范每项扣1分;未贴条码扣2分;贴条码错误1个扣1分	

项目	操　作　标　准	分值	评　分　标　准	扣分
操作过程60分	1. 携用物至患者床前,评估环境	3	1. 环境未评估扣2分;评估地点错误扣1分	
	2. 核对解释,评估患者:病情、意识状态、配合程度、是否空腹;局部皮肤、血管情况及肢体活动度	5	2. 核对不准确扣1分;少评估1项扣1分	
	3. 协助患者取舒适体位	2	3. 未调整卧位扣2分	
	4. 准备输液贴或胶布,贴至治疗盘边缘处。铺治疗巾,放垫枕,戴手套,在穿刺点上方6～8 cm处扎止血带,选择穿刺部位,松止血带	10	4. 未备输液贴/胶布扣2分;输液贴/胶布放置位置不正确扣1分;扎止血带位置不正确扣1分;扎止血带不规范扣1分;未评估血管情况扣1分;戴手套不规范扣2分	
	5. 常规消毒皮肤,待干	5	5. 取用棉签不规范每次扣1分;取用消毒液不规范每次扣1分;消毒范围过小或消毒不彻底每次扣1分	
	6. 再次扎止血带,二次消毒	2	6. 未进行二次消毒扣2分;消毒不彻底扣1分	
	7. 再次核对患者、检验项目	2	7. 未核对扣2分;核对不规范扣1分	
	8. 取下一次性采血针护针帽,左手绷紧皮肤,右手持采血针进行穿刺,见回血,固定针柄,将采血针另一端刺入真空管,采血至需要量(需口述)	15	8. 进针方法不正确扣5分;穿刺不成功、退针一次各扣2分;输液贴/胶布固定不正确扣1分;采血量不正确扣5分;抗凝管未混匀或未口述扣2分	
	9. 采血毕,松止血带、松拳,迅速拔出针头,按压局部1～2分钟	6	9. 未松止血带、未松拳扣2分;拔针不规范扣2分;未嘱患者按压扣2分	
	10. 脱手套,取下止血带、垫枕和治疗巾,放于治疗车下层	10	10. 用物未取下扣2分;放置位置不正确扣1分;脱手套不规范扣2分	

续 表

项目	操 作 标 准	分值	评 分 标 准	扣分
操作后 15分	1. 再次核对患者和检验项目	2	1. 未核对扣2分;核对不规范扣1分	
	2. 询问患者感觉,告知患者注意事项	5	2. 未告知注意事项扣2分;告知不全每少一项扣1分	
	3. 协助患者取舒适体位,整理床单位	2	3. 未调整卧位扣1分;未整理床单位扣1分	
	4. 整理用物,洗手,记录	4	4. 未整理用物扣2分;用物分类不正确每项扣1分;未记录扣1分	
	5. 及时送检标本	2	5. 未及时送检扣2分	
整体评价 10分	1. 熟练程度	3	1. 操作不熟练扣3分	
	2. 爱伤观念、无菌观念	3	2. 爱伤观念、无菌观念薄弱扣3分	
	3. 语言沟通表达能力、心理素质	2	3. 沟通不到位扣2分	
	4. 操作时间6分钟	2	4. 每超时1分钟扣1分	
总分		100		

思考题:

患者刘某,女,23岁,因"腹痛、腹泻伴发热3天"入院,诊断为急性胃肠炎,入院后给予补液、降温等治疗,患者体温仍为39.5℃,医嘱予"查血培养、电解质、血常规"。目前患者左侧手臂正在输液,请思考:

1. 护士如何为该患者安排标本的采血顺序? 不同采血管的采血量为多少?

答:采血时多个检测项目按以下顺序:血培养-无添加试管-凝血管-枸橼酸钠管-肝素管-乙二胺四乙酸(EDTA)管-草酸盐-氟化钠管。血培养5 mL、血常规2 mL、凝血常规3 mL、血沉2 mL、干燥管4 mL。

2. 护士在为患者采集血标本时需注意什么问题?

答:操作时应严格执行无菌操作;抽血培养前检查培养瓶、培养基、培养液质量,细菌培养尽可能在使用抗生素前或高热寒战期。肘部采血时不要拍打患者前臂,结扎止血带时间不超过40秒;不应在输液或输血侧肢体采集血标本。

二、动脉采血技术(一次性动脉血气针)

情景：患者邓某，女，56岁，入院诊断为COPD急性发作、Ⅱ型呼衰，患者憋气严重，医嘱予"查血气分析"。

（1）动脉采血技术(一次性动脉血气针)操作流程如表7-3所示。

表7-3　动脉采血技术(一次性动脉血气针)操作流程

项目	操 作 标 准	沟通内容及注意事项
基本要求	1. 衣帽整洁，符合要求	口述：各位评委老师好，我是X号选手，现在进行动脉采血技术操作，已准备完毕，请指示
	2. 仪表大方，举止端庄	
	3. 语言亲切，态度和蔼	
操作前准备	1. 修剪指甲，洗手，戴口罩	口述：手消毒液在有效期内，可以使用
	2. 双人核对医嘱	口述：请您帮我核对一下医嘱，X床XX，住院号XXX，化验项目：血气分析，检验申请单、条码一致，医嘱核对无误
	3. 备齐并检查用物 （1）治疗车上层：治疗盘内放安尔碘、棉签、一次性动脉血气针、治疗巾、垫枕；治疗盘外放执行单、检验申请单、检验条码、弯盘、速干手消毒液 （2）治疗车下层：锐器盒、生活垃圾桶、医用垃圾桶	口述： （1）所有物品准备齐全 （2）安尔碘已开启在有效期内可以使用。棉签已开启在有效期内可以使用 （3）一次性动脉血气针在有效期内，包装完好，挤压无漏气、无破损，可以使用
操作过程	1. 携用物至患者床前，评估环境	口述：环境干净、整洁、宽敞、明亮，温湿度适宜，适合操作
	2. 核对解释，评估患者 （1）持执行单核对床头卡(床尾卡)和腕带信息 （2）解释、评估患者	口述： （1）我是您的责任护士，请问您叫什么名字？我核对一下您的腕带信息 （2）您现在感觉怎么样？由于您呼吸困难，我来遵医嘱为您采集动脉血检查氧合情况，可能会有点疼，我动作会轻柔一些，请您配合我好吗？今天选择右侧手臂采血吧，我看一下您的皮肤血管情况，皮肤完好，无破损、红肿、硬结、血管充盈、弹性好、搏动明显

项目	操　作　标　准	沟通内容及注意事项
操作过程	3. 协助患者取舒适体位	口述：您这样躺着舒服吗？请您右上肢略外展，腕部伸直，手心向上，自然放松，我为您挽一下袖子
	4. 铺治疗巾，放垫枕，选择穿刺部位	口述：桡动脉穿刺点位于前臂掌侧腕关节上 2 cm，动脉搏动最明显处；股动脉穿刺点位于腹股沟内，动脉搏动最明显处
	5. 消毒皮肤 2 遍，以穿刺点为中心，消毒直径＞8 cm，待干	口述：现在为您消毒
	6. 打开动脉血气针外包装，将针栓推到底部再拉到所需血量刻度。按照常规，消毒护士的左手示指和中指	
	7. 再次核对患者、检验项目	口述：请您再说一下床号、姓名。检验项目为血气分析
	8. 除去护针帽，左手示指和中指触摸动脉搏动最明显的位置，两指分开，固定动脉，右手持动脉血气针与皮肤呈 45°～90°角进针，采血至需要量	
	9. 采血毕，拔出动脉血气针，用无菌棉签加压按压穿刺部位 5～10 分钟，迅速将动脉采血针的针头排气后垂直插入橡胶塞中或将针头取下拧上螺旋帽以隔绝空气	口述：请您用力按压 5～10 分钟
	10. 轻轻搓动采血针管数次，以保证血液与抗凝剂完全混匀	
	11. 取下垫枕及治疗巾，放于治疗车下层	
操作后	1. 再次核对患者和检查项目。将条形码贴于采血针上	口述：请再说一下您的姓名。检查项目为血气分析
	2. 询问患者感觉，告知患者注意事项	口述： (1) 血已经给您抽好了，您现在感觉怎么样？ (2) 检验结果我会及时告诉您，请您保持穿刺部位干燥，观察有无血肿形成 (3) 如果您有不适，呼叫器放在枕边，有事请按铃，我也会经常过来看您的
	3. 协助患者取舒适体位，整理床单位	口述：您这样躺着舒服吗？好的。感谢您的配合
	4. 整理用物，洗手，记录	
	5. 将血标本立即送检	

（2）动脉采血技术(一次性动脉血气针)操作考核评分标准如表7-4所示。

表7-4 动脉采血技术(一次性动脉血气针)操作考核评分标准

班级_____ 学号_____ 姓名_____ 成绩_____

项目	操 作 标 准	分值	评 分 标 准	扣分
基本要求5分	1. 衣帽整洁,符合要求	5	护士着装不整洁扣2分	
	2. 仪表大方,举止端庄			
	3. 语言亲切,态度和蔼			
操作前准备10分	1. 修剪指甲,洗手,戴口罩	3	1. 未洗手、戴口罩扣2分;洗手不规范扣1分	
	2. 双人核对医嘱、检验申请单无误	2	2. 未核对医嘱、检验申请单扣2分	
	3. 备齐并检查用物	5	3. 用物准备每少一项扣1分;用物检查不规范每项扣1分	
操作过程60分	1. 携用物至患者床前,评估环境	3	1. 环境未评估扣2分;评估地点错误扣1分	
	2. 核对解释,评估患者:病情、意识状态、配合程度;局部皮肤、血管情况	6	2. 核对不准确扣1分;少评估1项扣1分	
	3. 协助患者取舒适体位	2	3. 未调整卧位扣2分	
	4. 铺治疗巾,放垫枕,选择穿刺部位(需口述)	6	4. 未铺治疗巾、垫枕扣2分;穿刺部位选择不准确扣3分	
	5. 消毒皮肤2遍,以穿刺点为中心,消毒直径>8 cm,待干	3	5. 取用棉签不规范每次扣1分;取用消毒液不规范每次扣1分;消毒范围过小或消毒不彻底每次扣1分	
	6. 打开动脉血气针外包装,将针栓推到底部再拉到所需血量刻度。常规消毒术者左手示指和中指	6	6. 未活动针栓扣2分;未将针栓拉到预定刻度扣1分;未消毒手指扣2分;消毒手指不规范扣1分	
	7. 再次核对患者、检验项目	2	7. 未核对扣2分;核对不规范扣1分	

项目	操 作 标 准	分值	评 分 标 准	扣分
操作过程60分	8. 除去护针帽,定位动脉,持采血针与皮肤呈 45°～90°角进针,采血至需要量	15	8. 定位动脉不准确扣2分;进针方法不正确扣5分;穿刺不成功、退针一次各扣2分;采血量不正确扣5分	
	9. 采血毕,拔出动脉血气针,用无菌棉签加压按压穿刺部位5～10分钟;将动脉采血针的针头排气后,垂直插入橡胶塞中,或将针头取下拧上螺旋帽,以隔绝空气	12	9. 未加压按压扣5分;未排气扣2分;未隔绝空气扣5分	
	10. 轻轻搓动采血针管数次,以保证血液与抗凝剂完全混匀	3	10. 未混匀扣3分	
	11. 取下垫枕及治疗巾,放于治疗车下层	2	11. 用物未取下扣2分;放置位置不正确扣1分	
操作后15分	1. 再次核对患者和检验项目。将条形码贴于采血针上	4	1. 未核对扣2分;核对不规范扣1分;未贴条形码扣2分	
	2. 询问患者感觉,告知患者注意事项	4	2. 未告知注意事项扣2分;告知不全每少一项扣1分	
	3. 协助患者取舒适体位,整理床单位	2	3. 未调整卧位扣1分;未整理床单位扣1分	
	4. 整理用物,洗手,记录	3	4. 未整理用物扣2分;用物分类不正确每项扣1分;未记录扣1分	
	5. 立即送检标本	2	5. 未立即送检标本扣2分	
整体评价10分	1. 熟练程度	3	1. 操作不熟练扣3分	
	2. 爱伤观念、无菌观念	3	2. 爱伤观念、无菌观念薄弱扣3分	
	3. 语言沟通表达能力、心理素质	2	3. 沟通不到位扣2分	
	4. 操作时间6分钟	2	4. 每超时1分钟扣1分	
总分		100		

思考题：

患者李某，男，65岁，既往有糖尿病、高血压、慢性阻塞性肺疾病(COPD)病史，此次因"心悸5天，呼吸困难3小时，意识模糊1小时"入院。医嘱予"查血气分析"以了解患者氧合状态和酸碱平衡情况。护士评估患者动脉血管情况，桡动脉搏动不明显，决定采用股动脉穿刺，请思考：

1. 如何为该患者进行股动脉定位？

答：协助患者取仰卧位，下肢伸直略外展外旋。护士消毒左手中指和示指，在腹股沟韧带下方内侧，触及股动脉搏动最明显处并固定，右手持注射器垂直刺入动脉。

2. 动脉采血需注意哪些问题？

答：严格执行查对和无菌操作；拔针后局部应加压按压止血；采集动脉血标本时注射器内避免出现气泡，抽血后立即封闭针头、搓动数次混匀，立即送检。

第二节　咽拭子标本采集

情景：患者韩某，男，58岁，因"发热、乏力一周，咳嗽、咳痰、气短2天"就诊。患者无流行病学高危接触史。T 37.8 ℃，P 103次/分，BP 120/80 mmHg。护士遵医嘱为其采集咽拭子标本。

（1）咽拭子标本采集法操作流程如表7-5所示。

表7-5　咽拭子标本采集法操作流程

项目	操 作 标 准	沟通内容及注意事项
基本要求	1. 衣帽整洁，符合要求	口述：各位评委老师好，我是X号选手，现在进行咽拭子标本采集技术操作，已准备完毕，请指示
	2. 仪表大方，举止端庄	
	3. 语言亲切，态度和蔼	
操作前准备	1. 修剪指甲，洗手，戴口罩	口述：手消毒液在有效期内，可以使用
	2. 双人核对医嘱	口述：请您帮我核对一下医嘱，X床XX，住院号XXX，化验项目为咽拭子，检验申请单、条码一致，医嘱核对无误

项目	操　作　标　准	沟通内容及注意事项
操作前准备	3. 备齐并检查用物 （1）治疗车上层：执行单、检验条形码、一次性无菌采样拭子、咽拭子培养管、一次性压舌板、一次性手套、手电筒、弯盘、速干手消毒液 （2）治疗车下层：生活垃圾桶、医用垃圾桶	口述： （1）所有物品准备齐全 （2）咽拭子培养管在有效期内，质量良好，可以使用；一次性无菌采样拭子在有效期内，包装完好，可以使用
操作过程	1. 携用物至患者床前，评估环境	口述：环境干净、整洁、宽敞、明亮，温湿度适宜，适合操作
	2. 核对解释，评估患者 （1）持执行单核对床头卡（床尾卡）和腕带信息 （2）解释、评估患者	口述： （1）我是您的责任护士，请问您叫什么名字？我核对一下您的腕带信息 （2）您现在感觉怎么样？为了了解您的病情，遵医嘱需要给您采集咽拭子标本。请您配合我好吗？您是什么时候吃的饭呢？我看一下您的口腔黏膜及咽部感染情况，请您张大嘴巴发"啊"音，口腔黏膜完整，咽部红肿
	3. 协助患者取舒适体位	口述：您这样躺着舒服吗？
	4. 戴手套，再次核对患者、检验项目	口述：请您再说一下床号、姓名。检查项目为咽拭子
	5. 打开一次性无菌采样拭子，让患者张口发"啊"音。用压舌板固定舌头，快速擦拭两侧腭弓、咽、扁桃体上的分泌物	口述：现在为您取样，请您张大嘴巴发"啊"音
	6. 将拭子浸入含有2～3 mL病毒保存液的咽拭子培养管中，在无菌拭子杆折痕处折断，尾部弃去，旋紧瓶盖。脱手套	
操作后	1. 再次核对患者和检查项目。将条形码贴于咽拭子培养管上	口述：请再说一下您的姓名。检查项目为咽拭子
	2. 询问患者感觉，告知患者注意事项	口述： （1）咽拭子已经采集好了，您现在感觉怎么样？ （2）之后我会将咽拭子送检，检验结果我会及时告诉您的 （3）如果您有不适，呼叫器就放在枕边，有事请按铃，我也会经常过来看您的

项目	操　作　标　准	沟通内容及注意事项
操作后	3. 协助患者取舒适体位,整理床单位	口述:您这样躺着舒服吗? 好的。感谢您的配合
	4. 整理用物,洗手,记录	
	5. 将标本及时送检	

（2）咽拭子标本采集法操作考核评分标准如表7－6所示。

表7－6　咽拭子标本采集法操作考核评分标准

班级_____　　学号_____　　姓名_____　　成绩_____

项目	操　作　标　准	分值	评　分　标　准	扣分
基本要求5分	1. 衣帽整洁,符合要求	5	护士着装不整洁扣2分	
	2. 仪表大方,举止端庄			
	3. 语言亲切,态度和蔼			
操作前准备10分	1. 修剪指甲,洗手,戴口罩	3	1. 未洗手、戴口罩扣2分;洗手不规范扣1分	
	2. 双人核对医嘱、检验条形码标签无误	2	2. 未核对医嘱、检验申请单扣2分	
	3. 备齐并检查用物	5	3. 用物准备每少一项扣1分;用物检查不规范每项扣1分	
操作过程60分	1. 携用物至患者床前,评估环境	5	1. 环境未评估扣3分;评估地点错误扣1分	
	2. 核对解释,评估患者:病情、意识状态、配合程度;患者是否进食、口腔黏膜及咽部感染情况	10	2. 核对不准确扣1分;少评估1项扣1分	
	3. 协助患者取舒适体位	5	3. 未调整卧位扣5分	
	4. 戴手套,再次核对患者、检验项目	10	4. 未戴手套扣3分;未核对扣2分;核对不规范扣1分	

项目	操 作 标 准	分值	评 分 标 准	扣分
操作过程 60分	5. 打开一次性无菌采样拭子,让患者张口发"啊"音。用压舌板固定舌头,快速擦拭两侧腭弓、咽、扁桃体上的分泌物	15	5. 取用无菌采样拭子不规范扣5分;未指导患者配合方法扣5分;取样不正确扣5分	
	6. 将拭子浸入含有2～3 mL病毒保存液的标本采集管中,在无菌拭子杆折痕处折断,尾部弃去,旋紧瓶盖。脱手套	15	6. 拭子放置方法不正确扣5分;拭子未浸入病毒保存液中扣5分,未旋紧瓶盖扣5分;未脱手套扣2分	
操作后 15分	1. 再次核对患者和检验项目。贴条形码于咽拭子培养管上	5	1. 未核对扣2分;核对不规范扣1分;未贴条形码扣2分	
	2. 询问患者感觉,告知患者注意事项	3	2. 未询问患者感受扣2分;未告知注意事项扣2分	
	3. 协助患者取舒适体位,整理床单位	2	3. 未调整卧位扣1分;未整理床单位扣1分	
	4. 整理用物,洗手,记录	3	4. 未整理用物扣2分;用物分类不正确每项扣1分;未记录扣1分	
	5. 及时送检标本	2	5. 标本未及时送检扣2分	
整体评价 10分	1. 熟练程度	3	1. 操作不熟练扣3分	
	2. 爱伤观念、无菌观念	3	2. 爱伤观念、无菌观念薄弱扣3分	
	3. 语言沟通表达能力、心理素质	2	3. 沟通不到位扣2分	
	4. 操作时间3分钟	2	4. 每超时1分钟扣1分	
总分		100		

思考题:

吴某,女,34岁,因"咽喉疼痛、干咳、鼻塞3天,发热1天"入院。诊断为发热待查,医嘱予"新冠肺炎核酸检测,口鼻咽拭子采集,单采单管"。请思考:

1. 护士采集新冠肺炎核酸检测时如何做好防护?

答:个人防护应达到生物安全三级,在给患者采样或处理样本时尽量戴双层手套;应佩戴防护眼镜(防雾型)和医用防护口罩(N95)以及隔离衣等防护用具,应注意检查其佩戴时的严密性;接触患者的血液、体液、分泌物、排泄物、呕吐物及污染物品时应当戴清洁手套,脱手套后洗手;当口罩、护目镜、隔离衣等防护用品被血液、体液、分泌物等标本污染时,应及时更换。

2. 如何为患者采集鼻拭子?

答:护士一手轻扶患者的头部,一手执采样拭子贴鼻孔进入,沿下鼻道的底部向后缓缓深入,待拭子顶端到达鼻咽腔后壁时,轻轻旋转一周(如遇反射性咳嗽,应停留片刻),然后缓缓取出拭子,将拭子头浸入含 2～3 mL 病毒保存液的管中,尾部弃去,旋紧管盖。

第八章

病情监测及急救技术

第一节　生命体征监测

情景：患者,男,40岁,因"反复咳嗽喘息10余年加重1天"来院就诊,既往有"慢性支气管炎"病史,以"慢性支气管炎急性发作"收治入院。入院时神志清,步行入院。责任护士安置好床位并对患者进行入院宣教,遵医嘱为其测量生命体征。

（1）生命体征监测技术操作流程如表8-1所示。

表8-1　生命体征监测技术操作流程

项目	操 作 标 准	沟通内容及注意事项
基本要求	1. 衣帽整洁,符合要求	口述：各位评委老师好,我是X号选手,现在进行生命体征监测技术操作,已准备完毕,请指示
	2. 仪表大方,举止端庄	
	3. 语言亲切,态度和蔼	
操作前准备	1. 修剪指甲,洗手,戴口罩	口述：手消毒液在有效期内,可以使用
	2. 双人核对医嘱	口述：请您帮我核对一下医嘱,X床XX,住院号XXX,生命体征测量,医嘱核对无误
	3. 备齐并检查用物 （1）治疗车上层：治疗碗内放纱布2块、清洁盘2个（一个盘内放已消毒好的体温计,另一个放待消毒的体温计）、记录单、笔、有秒针的表、血压计、听诊器、速干手消毒液、弯盘。必要时为危重患者备棉絮；测肛温时备润滑油、棉签、卫生纸 （2）治疗车下层：生活垃圾桶、医用垃圾桶	口述：所有用物准备齐全。体温计质量完好,已甩至35 ℃以下；血压计各部件连接完好,无漏气；听诊器连接完好,听筒完好

项目	操　作　标　准	沟通内容及注意事项
操 作 过 程	1. 携用物至患者床前,评估环境	口述:环境干净、整洁、宽敞、明亮,温湿度适宜,适合操作
	2. 核对解释,评估患者 (1) 持执行单核对床头卡(床尾卡)和腕带信息 (2) 解释、评估患者	口述: (1) 我是您的责任护士,请问您叫什么名字? 我核对一下您的腕带信息 (2) 您现在感觉怎么样? 为了了解您的病情,我来遵医嘱给您测量体温、脉搏、呼吸和血压,请您配合好吗? 请问您刚才有没有剧烈运动、进食、喝冷热饮、剧烈情绪波动等情况? 您平时血压等体征正常吗? 有没有服用药物? 您可以像我一样活动手臂吗? 双上肢活动度良好。我检查一下您两侧的胳膊。两侧胳膊皮肤完好。我检查一下您腋窝的皮肤情况。腋窝皮肤完好。您需要去卫生间吗? 好的,我将在您左侧测量体温,右侧测量脉搏和血压
	3. 协助患者取舒适卧位	口述:您这样躺着舒服吗?
	4. 测量体温:擦拭腋下汗液,用完的纱布置于弯盘,检查体温计并帮助患者夹好。记录测量的时间	口述:现在我先帮您擦一下腋下的汗。体温计已甩至35℃以下。请您夹紧体温计,手臂弯曲放于胸前,保持5~10分钟
	5. 测量脉搏:护士以示指、中指、无名指诊脉,一般情况测量30秒,乘以2即得脉率	口述:下面我为您测量脉搏,请您右侧手腕伸展,手臂放舒适位置。脉搏异常的患者,测量1分钟。脉搏短绌时,应两名护士同时测量,一人听心率,另一人测脉率,由听心率者发出"起"或"停"口令,计时1分钟
	6. 测量呼吸:测呼吸时保持诊脉的动作,在不告知患者的情况下计数呼吸,一般情况测量30秒,乘以2即得呼吸频率	口述: (1) 呼吸异常时,计数1分钟。呼吸微弱者,可将棉絮置于患者鼻孔前,观察棉絮被吹动的次数,计时1分钟。 (2) 您的脉搏是每分钟X次,呼吸是每分钟X次
	7. 测量血压:协助患者取合适姿势(血压计"0"点与肱动脉、心脏位于同一水平),再次检查血压计和听诊器,打开水银槽开关 (1) 缠袖带:驱尽袖带内的空气,缠袖带于肘窝上2~3 cm,松紧以能伸入一指为宜	口述: (1) 接下来,我为您测量血压,请手臂外展,伸直肘部,手掌向上。坐位时肱动脉平第4肋软骨,仰卧位时平腋中线。我帮您把衣袖卷上去,紧不紧?

项目	操　作　标　准	沟通内容及注意事项
操作过程	（2）放置听诊器：找到肱动脉搏动最明显的地方，戴上听诊器，放置听诊器胸件，以一手加以固定 （3）充气读数：关闭输气球阀门，充气至肱动脉搏动音消失后再充气 20～30 mmHg，以 4 mmHg/s 左右的速度缓慢放气听肱动脉搏动，视线与水银的弯月面同一水平。听到的第一声搏动为收缩压；当搏动音突然变弱或消失时，即为舒张压 （4）解袖带，关血压计：解开袖带，驱尽袖带内的空气。将血压计右倾 45°的同时关闭水银槽开关，整理好袖带，盖盒	（2）您的血压是 120/90 mmHg
操作过程	8. 为患者整理衣袖和盖被	口述：我为您放下袖子
操作过程	9. 取体温计。用纱布擦拭体温计，读数，视线与体温计同一水平。用完的纱布放弯盘，体温计放到消毒盘内	口述： （1）体温测量时间到了，我为您取出体温计。 （2）您的体温是 36.5℃，您的生命体征均在正常范围内，不必紧张。您还有其他需要吗？
操作后	1. 再次核对患者信息	口述：请再说一下您的姓名
操作后	2. 询问患者感觉，告知患者注意事项	口述： （1）生命体征我已经为您测量完毕，您现在感觉怎么样？ （2）如果您有不适，呼叫器放在枕边，有事请按铃，我也会经常过来看您的
操作后	3. 协助患者取舒适体位，整理床单位	口述：您这样躺着舒服吗？好的，感谢您的配合
操作后	4. 整理用物，洗手，记录	

（2）生命体征监测技术操作考核评分标准如表 8 - 2 所示。

表 8 - 2　生命体征监测技术操作考核评分标准

班级_____　　学号_____　　姓名_____　　成绩_____

项目	操　作　标　准	分值	评　分　标　准	扣分
基本要求 5 分	1. 衣帽整洁，符合要求	5	护士着装不整洁扣 2 分	
	2. 仪表大方，举止端庄			
	3. 语言亲切，态度和蔼			

项目	操 作 标 准	分值	评 分 标 准	扣分
操作前准备10分	1. 修剪指甲,洗手,戴口罩	3	1. 未洗手、戴口罩扣2分;洗手不规范扣1分	
	2. 双人核对医嘱无误	2	2. 未核对医嘱扣2分	
	3. 备齐并检查用物	5	3. 用物准备每少一项扣1分;用物检查漏一项扣1分,检查方法不正确扣2分	
操作过程70分	1. 携用物至患者床前,评估环境	2	1. 未评估环境扣2分	
	2. 核对解释,评估患者:病情、意识状态、配合程度;有无剧烈活动、冷热饮、剧烈情绪波动、服用药物情况、肢体活动度、局部皮肤情况	5	2. 未核对扣2分,核对不全扣1分;未作解释或解释不妥扣2分	
	3. 协助患者取舒适卧位	2	3. 体位安置不当扣1分	
	4. 测量体温:擦拭腋下汗液,用完的纱布置于弯盘,检查体温计并帮助患者夹好。记录测量的时间	5	4. 不擦干汗液扣2分;不屈臂过胸、不贴紧皮肤扣3分;未记录时间扣1分	
	5. 测量脉搏:护士以示指、中指、无名指诊脉,一般情况测量30秒,乘以2即得脉率(口述脉搏异常和脉搏短绌时测量方法)	6	5. 姿势不符合要求扣2分;测量方法不正确扣2分,测量部位不正确扣4分;时长不足扣2分;口述不全或错误扣2~3分	
	6. 测量呼吸:测呼吸时保持诊脉的动作,不要告诉患者的情况下计数呼吸,一般情况测量30秒,乘以2即得呼吸频率(口述异常时测量方法)	5	6. 告知患者扣2分;未保持诊脉姿势扣2分;时长不足扣2分;口述不全或错误扣1~2分	
	7. 测量血压:协助患者取合适姿势,再次检查血压计和听诊器,打开水银槽开关	5	7. 卧位不适或姿势不正确扣3分;上臂暴露不充分,卷袖口过紧扣2分;袖带不平整扣2分;松紧不符合要求扣2分;袖带位置放置不准确扣2分;听诊器放置位置不正确扣4分;听诊器放置方法不正确扣2分;充气过快或不匀速扣2	
	(1) 缠袖带	10		
	(2) 放置听诊器	10		

项目	操　作　标　准	分值	评　分　标　准	扣分
操作过程70分	（3）充气读数	10	分；放气过快或过慢或不匀速扣3分；读数时视线未与水银凹液面平齐扣2分；不关水银槽扣2分；关水银槽方法不正确扣1分；关闭血压计前未驱气扣1分；血压计整理不美观扣1分	
	（4）解袖带，关血压计	5		
	8. 为患者整理衣袖和盖被	2	8. 未整理衣袖、盖被扣2分	
	9. 取体温计。擦拭、读数。用完的纱布放弯盘，体温计放到消毒盘内	3	9. 未告知测量结果扣2分；读数方法不正确扣2分；未擦拭体温计扣1分；读数后才擦拭扣1分；使用完的体温计处置不当扣2分	
操作后7分	1. 再次核对患者信息	2	1. 未核对扣2分；核对不规范扣1分	
	2. 询问患者感觉，告知患者注意事项	1	2. 未告知注意事项扣2分；告知不全每少一项扣1分	
	3. 协助患者取舒适体位，整理床单位	2	3. 未调整卧位扣1分；未整理床单位扣1分	
	4. 整理用物，洗手，记录	2	4. 未整理用物扣2分；用物分类不正确每项扣1分；未记录扣1分	
整体评价8分	1. 熟练程度	2	1. 操作不熟练扣3分	
	2. 爱伤观念	2	2. 爱伤观念薄弱扣2分	
	3. 语言沟通表达能力、心理素质	2	3. 沟通不到位扣2分	
	4. 操作时间10分钟	2	4. 每超时1分钟扣1分	
总分		100		

思考题：

患者，女，66岁，因"风湿性心脏病、心房颤动"收入院。自诉头晕、心悸、胸闷、乏力，查体发现：脉搏细速，且极不规则，听诊心率快慢不一、心律完全不规则、心音强弱不等。请思考：

1. 如何为该患者测量脉搏?

答:此患者为脉搏短绌,应由两名护士共同测量,一名护士听心率,一名护士测脉率,由听心率的护士发出"开始""停止"口令,测量 1 分钟。

2. 如何记录患者的心率和脉率?

答:记录方式为"心率/脉率"。

第二节 氧 气 吸 入

情景:患者,男性,70 岁,患慢性阻塞性肺疾病 20 余年,患者颜面发绀,近两日感冒后出现咳嗽、咳痰、气喘明显故来院就诊。查体:P 122 次/分,R 38 次/分,BP 145/95 mmHg,SPO$_2$ 82%,动脉血气结果:PaO$_2$ 48 mmHg,PaCO$_2$ 63 mmHg。医嘱予"吸氧 prn"。

一、氧气吸入技术:氧气筒法

(1) 氧气吸入技术(氧气筒法)操作流程如表 8-3 所示。

表 8-3　氧气吸入技术(氧气筒法)操作流程

项目	操 作 标 准	沟通内容及注意事项
基本要求	1. 衣帽整洁,符合要求	口述:各位评委老师好,我是 X 号选手,现在进行氧气吸入技术操作,已准备完毕,请指示
	2. 仪表大方,举止端庄	
	3. 语言亲切,态度和蔼	
操作前准备	1. 修剪指甲,洗手,戴口罩	口述:手消毒液在有效期内,可以使用
	2. 双人核对医嘱	口述:请您帮我核对一下医嘱,X 床 XX,住院号 XXX,吸氧 prn,医嘱核对无误
	3. 备齐并检查用物 (1) 治疗车上层:治疗盘内放治疗碗 2 个(一个内盛纱布 2 块及管芯 1 根,另一个盛冷开水)、氧气压力表装置 1 套、湿化瓶(内装 1/3~1/2 满蒸馏水)、一次性双鼻道吸氧管 2 根、棉签。治疗盘外放执行单、输氧记录单、四防牌、扳手、弯盘、速干手消毒液 (2) 治疗车下层:生活垃圾桶、医用垃圾桶	口述: (1) 所有用物准备齐全 (2) 氧气压力表完好,一次性吸氧管包装完好无漏气,在有效期内,可以使用。棉签已开启,在有效期内可以使用

项目	操 作 标 准	沟通内容及注意事项
操 作 过 程	1. 携用物至患者床前,评估环境	口述:环境干净、整洁、宽敞、明亮,温湿度适宜,无火源,符合用氧安全,适合操作
	2. 核对解释,评估患者 (1) 持执行单核对床头卡(床尾卡)和腕带信息 (2) 解释、评估患者,按住一侧鼻孔,检查鼻腔通气情况,同法检查另一侧	口述: (1) 我是您的责任护士,请问您叫什么名字? 我核对一下您的腕带信息 (2) 您现在感觉怎么样? 还是喘不动气是吗? 我来遵医嘱给您吸上氧气,以缓解您的憋气症状,让您感觉舒服一些,请您配合我好吗? 请问您之前有没有做过鼻腔手术? 我来看一下鼻腔情况,鼻黏膜完好无破损,无炎症溃疡,无充血水肿、无鼻中隔偏曲、无鼻息肉。我再看一下您鼻腔的通气情况,请您呼气,通畅,双侧鼻腔通气功能良好。您稍等,我先连接好氧气装置
	3. 吹尘:打开氧气筒总开关(逆时针旋转 1/4 周),随即迅速关好(顺时针拧紧)	
	4. 装表:将氧气压力表装置稍向后倾置于氧气筒气门上,先用手初步旋紧,再用扳手拧紧,使氧气表直立于氧气筒旁	
	5. 用纱布包裹管芯,连接到氧气装置上,连接湿化瓶并拧紧,打开氧气表总开关,再打开流量开关,手放在氧气表后方检查氧气装置是否通畅、有无漏气,关紧流量开关	口述:氧气装置无漏气
	6. 协助患者取舒适卧位	口述:您这样坐着可以吗?
	7. 用湿棉签清洁双侧鼻腔	口述:我为您清洁一下鼻腔,稍微有点痒
	8. 将鼻导管与湿化瓶的出口相连接	
	9. 打开流量开关,根据病情调节氧气流量 1~2 L/min	
	10. 将氧气管末端置于治疗碗冷开水内检查氧气管道是否通畅	口述:有气泡冒出,氧气管通畅
	11. 再次核对患者	口述:我要为您吸氧了,请再说一下您的床号、姓名

项目	操 作 标 准	沟通内容及注意事项
操作过程	12. 将鼻导管插入患者双侧鼻腔,将导管环绕患者耳部向下放置,调整至合适松紧度	口述:松紧可以吗?
	13. 挂"四防(防震、防火、防热、防油)"标识	口述:用氧中途调节氧流量时,需先分离鼻导管,调好流量后再接上 注意装表顺序:一吹(尘)、二上(表)、三拧(紧)、四查(检查)
操作后	1. 再次核对患者信息	口述:请再说一下您的姓名
	2. 询问患者感觉,告知患者注意事项	口述:我已经为您接上氧气了,您现在感觉怎么样? 口述:请您及家属不要在周围吸烟、使用明火,以免引起爆炸 口述:氧气流量我已为您调节好,请您及家属不要随意调节,流量过大或过小均对您的病情不利 口述:如果您有不适,呼叫器放在枕边,有事请按铃,我也会经常过来看您的
	3. 协助患者取舒适体位,整理床单位	口述:您这样坐着还舒服吗? 好的,感谢您的配合
	4. 整理用物,洗手,记录(记录用氧开始时间及氧流量)	
停止吸氧	1. 核对解释	口述:您好,由于您现在憋气症状已经改善了,我来遵医嘱为您停氧
	2. 松解氧气导管,慢慢拔出鼻导管	
	3. 清洁患者鼻及面颊部	
	4. 将氧气管置于医疗垃圾袋内	
	5. 关氧气表总开关,放出余气后,关闭流量开关	注意卸表顺序:关总开关 - 关流量开关
	6. 卸表	
	7. 整理用物,洗手,记录(停氧时间)	

（2）氧气吸入技术（氧气筒法）操作考核评分标准如表8-4所示。

表8-4　氧气吸入技术（氧气筒法）操作考核评分标准

班级_____　　学号_____　　姓名_____　　成绩_____

项目	操 作 标 准	分值	评 分 标 准	扣分
基本要求 5分	1. 衣帽整洁，符合要求 2. 仪表大方，举止端庄 3. 语言亲切，态度和蔼	5	护士着装不整洁扣2分	
操作前准备 10分	1. 修剪指甲，洗手，戴口罩	3	1. 未洗手、戴口罩扣2分；洗手不规范扣1分	
	2. 双人核对医嘱无误	2	2. 未核对医嘱扣2分	
	3. 备齐并检查用物	5	3. 用物准备每少一项扣1分；用物检查漏一项扣1分，检查方法不正确扣2分	
操作过程 50分	1. 携用物至患者床前，评估环境	2	1. 未评估环境扣2分；未评估用氧安全扣1分	
	2. 核对解释，评估患者：病情、意识状态、配合程度、鼻腔情况、鼻腔通气情况	5	2. 未核对扣2分，核对不全，漏一项扣1分；未作解释或解释不妥扣2分	
	3. 吹尘	2	3. 吹尘过响扣2分	
	4. 装表	7	4. 氧气表安装不垂直扣2分	
	5. 连接管芯，连接湿化瓶，打开总开关，再打开流量开关，检查氧气装置是否通畅、有无漏气，关紧流量开关	10	5. 氧气管固定不牢扣2分；顺序错误扣5分；未关流量开关扣2分	
	6. 协助患者取舒适卧位	2	6. 体位安置不当扣1分	
	7. 用湿棉签清洁双侧鼻腔	2	7. 清洁鼻腔不彻底扣2分	
	8. 将鼻导管与湿化瓶的出口相连接	2	8. 连接不紧密扣2分	
	9. 根据病情调节氧气流量	4	9. 氧流量调节不符合要求扣3分	
	10. 检查氧气管道是否通畅	4	10. 未检查管道通畅度扣3分	

项目	操　作　标　准	分值	评　分　标　准	扣分
操作过程50分	11. 再次核对患者	2	11. 未核对扣2分	
	12. 将鼻导管插入患者双侧鼻腔,将导管环绕患者耳部向下放置,调整至合适的松紧度	4	12. 未调节松紧扣2分;患者不舒适扣2分	
	13. 挂"四防"标识(需口述)	4	13. 未挂"四防"标识扣2分;未口述扣2分	
操作后7分	1. 再次核对患者信息	2	1. 未核对扣2分;核对不规范扣1分	
	2. 询问患者感觉,告知患者注意事项	1	2. 未告知注意事项扣1分;告知不全每少一项扣1分	
	3. 协助患者取舒适体位,整理床单位	2	3. 未调整卧位扣1分;未整理床单位扣1分	
	4. 整理用物,洗手,记录	2	4. 未整理用物扣2分;用物分类不正确每项扣1分;未记录扣1分	
停止吸氧20分	1. 告知停氧原因	2	1. 未告知停氧原因扣2分	
	2. 松解氧气导管,慢慢拔出鼻导管	5	2. 未拔导管先关闭氧气表扣5分	
	3. 清洁患者鼻及面颊部	2	3. 未清洁患者扣2分	
	4. 将氧气管置于医疗垃圾袋内	2	4. 垃圾分类不正确扣2分	
	5. 关氧气表总开关,放出余气后,关闭流量开关	5	5. 关闭氧气表顺序不正确扣5分	
	6. 卸表	2	6. 卸表方法不正确扣2分	
	7. 整理用物,洗手,记录	2	7. 未消毒手扣1分;未记录停氧时间扣1分	
整体评价8分	1. 熟练程度	2	1. 操作不熟练扣2分	
	2. 爱伤观念	2	2. 爱伤观念薄弱扣2分	
	3. 语言沟通表达能力、心理素质	2	3. 沟通不到位扣2分	
	4. 操作时间5分钟	2	4. 每超时1分钟扣1分	
总分		100		

二、氧气吸入技术：中心供氧法

（1）氧气吸入技术（中心供氧法）操作流程如表 8-5 所示。

表 8-5 氧气吸入技术（中心供氧法）操作流程

项目	操 作 标 准	沟通内容及注意事项
基本要求	1. 衣帽整洁，符合要求 2. 仪表大方，举止端庄 3. 语言亲切，态度和蔼	口述：各位评委老师好，我是 X 号选手，现在进行氧气吸入技术操作，已准备完毕，请指示
操作前准备	1. 修剪指甲，洗手，戴口罩	口述：手消毒液在有效期内，可以使用
	2. 双人核对医嘱	口述：请您帮我核对一下医嘱，X 床 XX，住院号 XXX，吸氧 prn，医嘱核对无误
	3. 备齐并检查用物 （1）治疗车上层：治疗盘内放治疗碗 2 个（一个内盛纱布 2 块，另一个盛冷开水）、氧气表 1 套、一次性吸氧装置、日期标签、四防牌、棉签。治疗盘外放执行单、弯盘、速干手消毒液 （2）治疗车下层：生活垃圾桶、医用垃圾桶	口述： （1）所有用物准备齐全 （2）氧气表完好，一次性吸氧装置包装完好无漏气，在有效期内，可以使用。棉签已开启，在有效期内可以使用
操作过程	1. 携用物至患者床前，评估环境	口述：环境干净、整洁、宽敞、明亮，温湿度适宜，无火源，符合用氧安全，适合操作
	2. 核对解释，评估患者 （1）持执行单核对床头卡（床尾卡）和腕带信息 （2）解释、评估患者，按住一侧鼻孔，检查鼻腔通气情况，同法检查另一侧	口述： （1）我是您的责任护士，请问您叫什么名字？我核对一下您的腕带信息 （2）您现在感觉怎么样？还是喘不动气是吗？我来遵医嘱给您吸上氧气，以缓解您的憋气症状，让您感觉舒服一些，请您配合我好吗？请问您之前有没有做过鼻腔手术？我来看一下鼻腔情况，鼻黏膜完好无破损、无炎症溃疡、无充血水肿、无鼻中隔偏曲、无鼻息肉。我再看一下您鼻腔的通气情况，请您呼气，通畅，双侧鼻腔通气功能良好。您稍等，我先连接好氧气装置

项目	操　作　标　准	沟通内容及注意事项
操作过程	3. 将氧气表连接到中心供氧接口	
	4. 连接一次性吸氧装置	
	5. 协助患者取舒适卧位	口述：您这样坐着可以吗?
	6. 用湿棉签清洁双侧鼻腔	口述：我为您清洁一下鼻腔,稍微有点痒
	7. 打开开关,根据病情调节氧气流量 1~2 L/min	
	8. 将氧气管末端置于治疗碗冷开水内检查氧气管道是否通畅	口述：有气泡冒出,氧气管通畅
	9. 再次核对患者	口述：我要为您吸氧了,请再说一下您的床号、姓名
	10. 将鼻导管插入患者双侧鼻腔,将导管环绕患者耳部向下放置,调整至合适松紧度	口述：松紧可以吗?
	11. 挂"四防"标识。贴日期标签于湿化瓶上	口述：用氧中途调节氧流量时,需先分离鼻导管,调好流量后再接上
操作后	1. 再次核对患者信息	口述：请再说一下您的姓名
	2. 询问患者感觉,告知患者注意事项	口述： (1) 氧气我已经为您吸上了,您现在感觉怎么样? (2) 请您及家属不要在周围吸烟、使用明火,以免引起爆炸 (3) 氧气流量我已为您调节好,请您及家属不要随意调节,流量过大或过小均对您的病情不利 (4) 如果您有不适,呼叫器放在枕边,有事请按铃,我也会经常过来看您的
	3. 协助患者取舒适体位,整理床单位	口述：您这样坐着还舒服吗? 好的,感谢您的配合
	4. 整理用物,洗手,记录用氧开始时间及氧流量	
停止吸氧	1. 核对解释	口述：您好,由于您现在憋气症状已经改善了,我来遵医嘱为您停氧
	2. 松解氧气导管,慢慢拔出鼻导管	

项目	操 作 标 准	沟通内容及注意事项
停止吸氧	3. 清洁患者鼻及面颊部	
	4. 将氧气管置于医疗垃圾袋内	
	5. 关闭流量表	
	6. 卸表	
	7. 整理用物,洗手,记录停氧时间	

（2）氧气吸入技术（中心供氧法）操作考核评分标准如表 8-6 所示。

表 8-6　氧气吸入技术（中心供氧法）操作考核评分标准

班级_____　　　学号_____　　　姓名_____　　　成绩_____

项目	操 作 标 准	分值	评 分 标 准	扣分
基本要求5分	1. 衣帽整洁,符合要求	5	护士着装不整洁扣 2 分	
	2. 仪表大方,举止端庄			
	3. 语言亲切,态度和蔼			
操作前准备10分	1. 修剪指甲,洗手,戴口罩	3	1. 未洗手、戴口罩扣 2 分;洗手不规范扣 1 分	
	2. 双人核对医嘱无误	2	2. 未核对医嘱扣 2 分	
	3. 备齐并检查用物	5	3. 用物准备每少一项扣 1 分;用物检查漏一项扣 1 分,检查方法不正确扣 2 分	
操作过程50分	1. 携用物至患者床前,评估环境	3	1. 未评估环境扣 2 分;未评估用氧安全扣 1 分	
	2. 核对解释,评估患者:病情、意识状态、配合程度、鼻腔情况、鼻腔通气情况	8	2. 未核对扣 2 分,核对不全,漏一项扣 1 分;未作解释或解释不妥扣 2 分	
	3. 将氧气表连接到中心供氧接口	3	3. 氧气表安装不紧密扣 2 分	

项目	操作标准	分值	评分标准	扣分
操作过程50分	4. 连接一次性吸氧装置	5	4. 氧气装置连接不紧密扣2分	
	5. 协助患者取舒适卧位	3	5. 体位安置不当扣2分	
	6. 用湿棉签清洁双侧鼻腔	3	6. 清洁鼻腔不彻底扣2分	
	7. 打开开关,根据病情调节氧气流量	3	7. 氧流量调节不符合要求扣3分	
	8. 检查氧气管道是否通畅	6	8. 未检查管道通畅度扣3分	
	9. 再次核对患者	4	9. 未核对扣2分	
	10. 将鼻导管插入患者双侧鼻腔,将导管环绕患者耳部向下放置,调整至合适的松紧度	7	10. 未调节松紧扣2分;患者不舒适扣2分	
	11. 挂"四防"标识。贴日期标签于湿化瓶上(需口述)	5	11. 未挂"四防"标识扣2分;未贴日期标签扣1分;未口述扣2分	
操作后7分	1. 再次核对患者信息	2	1. 未核对扣2分;核对不规范扣1分	
	2. 询问患者感觉,告知患者注意事项	1	2. 未告知注意事项扣2分;告知不全每少一项扣1分	
	3. 协助患者取舒适体位,整理床单位	2	3. 未调整卧位扣1分;未整理床单位扣1分	
	4. 整理用物,洗手,记录	2	4. 未整理用物扣2分;用物分类不正确每项扣1分;未记录扣1分	
停止吸氧20分	1. 告知停氧原因	2	1. 未告知停氧原因扣2分	
	2. 松解氧气导管,慢慢拔出鼻导管	5	2. 未拔导管先关闭氧气表扣5分	
	3. 清洁患者鼻及面颊部	2	3. 未清洁患者扣2分	
	4. 将氧气管置于医疗垃圾袋内	2	4. 垃圾分类不正确扣2分	
	5. 关闭流量表	5	5. 未关闭氧气表扣5分	

续　表

项目	操 作 标 准	分值	评 分 标 准	扣分
停止吸氧20分	6. 卸表	2	6. 卸表方法不正确扣2分	
	7. 整理用物,洗手,记录	2	7. 未洗手扣1分;未记录停氧时间扣1分	
整体评价8分	1. 熟练程度	2	1. 操作不熟练扣2分	
	2. 爱伤观念	2	2. 爱伤观念薄弱扣2分	
	3. 语言沟通表达能力、心理素质	2	3. 沟通不到位扣2分	
	4. 操作时间5分钟	2	4. 每超时1分钟扣1分	
总分		100		

思考题:

患者,女,70岁,因"突发胸闷气急半小时"来院就诊,既往有冠心病、心功能不全病史,平车推入病房,患者神志清,精神差,端坐位,大汗淋漓,咳嗽,咳粉红色泡沫样痰,查体:P 125 次/分,R 30 次/分,医嘱给予吸氧。请思考:

1. 该患者发生了什么情况? 如何处理?

答:患者在输液过程中发生了急性肺水肿(循环负荷过重),应立即停止输液并通知医生给予处理;协助患者取端坐卧位双腿下垂;给予高流量吸氧,湿化瓶内放20%～30%酒精湿化;遵医嘱给予镇静、平喘、强心、利尿、扩血管药物;必要时四肢轮流结扎;安慰患者。

2. 该患者应使用什么湿化液进行湿化? 为什么? 护士应为该患者调节多少氧流量?

答:针对该患者,应使用20%～30%酒精湿化,以减低肺泡内泡沫表面的张力,使泡沫消散,减轻缺氧症状。护士应该调节氧流量为6～8 L/min。

第三节　吸　　痰

情景:患者,女,76岁,脑梗死,神志清楚,持续低流量吸氧,持续心电监护,血氧饱和度90%,体质虚弱,喉头痰多咳不出,医嘱予"经口鼻吸痰 prn"。

一、吸痰技术：电动吸引器吸痰

（1）吸痰技术（电动吸引器吸痰）如表8-7所示。

表8-7　吸痰技术（电动吸引器吸痰）操作流程

项目	操 作 标 准	沟通内容及注意事项
基本要求	1. 衣帽整洁，符合要求	口述：各位评委老师好，我是 X 号选手，现在进行吸痰技术操作，已准备完毕，请指示
	2. 仪表大方，举止端庄	
	3. 语言亲切，态度和蔼	
操作前准备	1. 修剪指甲，洗手，戴口罩	口述：手消毒液在有效期内，可以使用
	2. 双人核对医嘱	口述：请您帮我核对一下医嘱，X 床 XX，住院号 XXX，经口鼻吸痰 prn，医嘱核对无误
	3. 备齐并检查用物 （1）治疗车上层：治疗盘内备 0.9％氯化钠溶液（500 mL）1 瓶、一次性无菌吸痰包 2 个（内有吸痰管、治疗巾、一次性手套）、纱布 2 块、吸痰连接管 2 根；治疗盘外放执行单、弯盘、手电筒、听诊器、速干手消毒液，必要时备舌钳、开口器 （2）治疗车下层：消毒瓶（内装 1∶1 000 含氯消毒液）、生活垃圾桶、医用垃圾桶 （3）其他：电动吸引器 1 台	口述： （1）所有物品准备齐全 （2）电动吸引器性能良好，连接紧密 （3）一次性吸痰包在有效期内，包装完好，挤压无漏气、无破损，可以使用
操作过程	1. 携用物至患者床前，评估环境	口述：环境干净、整洁、宽敞、明亮，温湿度适宜，适合操作
	2. 核对解释，评估患者 （1）持执行单核对床头卡（床尾卡）和腕带信息 （2）解释、评估患者，听诊器置于肺部听诊区听呼吸音，手电筒观察口鼻腔情况	口述： （1）我是您的责任护士，请问您叫什么名字？我核对一下您的腕带信息 （2）您现在感觉怎么样？还是有痰咳不出是吗？我来遵医嘱给您吸痰。吸痰是用吸痰管经口腔/鼻腔插入气管吸尽痰液。在吸痰过程中会有些不适，我动作会轻柔一些，请您配合我好吗？

项目	操 作 标 准	沟通内容及注意事项
操作过程		口述:我先来听一下您肺部的呼吸音,可闻及痰鸣音。请问您之前是否做过(口)鼻腔手术,有无(口)鼻腔疾患? 我检查一下您的口鼻腔情况,口、鼻黏膜完好无破损、无炎症出血、无活动性义齿
	3. 观察生命体征、氧饱和度	口述:生命体征平稳,血氧饱和度90%
	4. 观察吸氧情况,并将氧气调至 5 L/min	
	5. 协助患者取舒适卧位,将患者头偏向护士侧	口述:您这个体位可以吗? 请您头偏向我这一侧
	6. 悬挂消毒瓶并妥善固定于床边,接通负压吸引器电源,连接吸痰连接管	
	7. 打开吸引器开关,检查吸引器性能,调节合适的负压。检查吸痰连接管道是否通畅,确认连接紧密后将吸痰连接管末端放入消毒瓶(勿浸入液面)	口述:一般成人负压 40~53.3 kPa,小儿负压 33.3~40 kPa
	8. 打开 0.9%氯化钠溶液,注明开启日期时间和"冲管用"字样	
	9. 打开吸痰管包,取出治疗巾,铺于患者颌下和枕旁,置弯盘于口角旁	
	10. 戴一次性手套、连接吸痰管:左手持吸痰管外包装,右手取吸痰管并盘绕在手中,左手顺势将吸痰管包装袋扔入生活垃圾桶中,并取出吸痰连接管,将吸痰管和吸痰连接管相连	
	11. 试吸:右手持吸痰管在 0.9%氯化钠溶液中湿润并试吸,观察负压大小及是否通畅	
	12. 再次核对患者。再次观察患者生命体征、氧饱和度	口述:请您再说一下床号、姓名,生命体征平稳,血氧饱和度90%
	13. 吸痰:左手反折吸痰管末端,右手持吸痰管轻轻插入鼻/口腔,插入口咽部(10~15 cm),放开负压,右手边轻轻左右旋转吸痰管边向上提拉,注意观察患者痰液情况、患者面色、血氧饱和度、生命体征变化。先吸口咽部分泌物,再吸气管内分泌物。若气管切开吸痰,先吸气管切开处,再吸口鼻部	口述: (1) 阿姨,要为您吸痰了,请您放松,请张嘴,深呼吸。每次吸痰时间<15秒。 (2) 阿姨,请您咳嗽一下。好的,已经没有痰鸣音了,痰已吸尽

项目	操 作 标 准	沟通内容及注意事项
操作过程	14. 冲洗导管：抽吸少量0.9%氯化钠溶液冲管	
	15. 吸痰结束，脱下手套并将吸痰管包裹扔进医用垃圾桶内。关闭吸痰器，将吸痰连接管浸泡至消毒瓶内	
	16. 用纱布擦净口周（鼻部）分泌物，观察口（鼻）腔黏膜有无损伤，撤一次性治疗巾和弯盘	口述：我再看一下您口鼻腔情况
	17. 根据病情调节氧流量	
操作后	1. 再次核对患者	口述：请再说一下您的床号、姓名
	2. 询问患者感觉，告知患者注意事项	口述： (1) 已经为您吸完痰了，您现在感觉怎么样？舒服一些了是吧？ (2) 如果您有不适，呼叫器放在枕边，有事请按铃，我也会经常过来看您的
	3. 协助患者取舒适体位，整理床单位	口述：您这个卧位可以吗？好的。感谢您的配合
	4. 整理用物，洗手，记录	

（2）吸痰技术（电动吸引器吸痰）操作考核评分标准如表8-8所示。

表8-8　吸痰技术（电动吸引器吸痰）操作考核评分标准

班级_____　　　　学号_____　　　　姓名_____　　　　成绩_____

项目	操 作 标 准	分值	评 分 标 准	扣分
基本要求5分	1. 衣帽整洁，符合要求	5	护士着装不整洁扣2分	
	2. 仪表大方，举止端庄			
	3. 语言亲切，态度和蔼			
操作前准备10分	1. 修剪指甲，洗手，戴口罩	3	1. 未洗手、戴口罩扣2分；洗手不规范扣1分	
	2. 双人核对医嘱无误	2	2. 未核对医嘱扣2分	
	3. 备齐并检查用物	5	3. 用物准备每少一项扣1分；用物检查漏一项扣1分；检查方法不正确扣2分	

项目	操 作 标 准	分值	评 分 标 准	扣分
操作过程70分	1. 携用物至患者床前,评估环境	3	1. 未评估环境扣2分	
	2. 核对解释,评估患者:病情、意识状态、配合程度;口/鼻腔有无手术、疾患、黏膜情况;听诊呼吸音结果;有无活动性义齿	8	2. 未核对扣2分;核对不全,漏一项扣1分;未作解释或解释不妥扣2分;未听诊呼吸音扣2分	
	3. 观察并口述生命体征、氧饱和度	3	3. 未观察生命体征、氧饱和度扣2分	
	4. 观察吸氧情况,并将氧气调至5 L/min	3	4. 未调节氧流量扣2分	
	5. 协助患者取舒适卧位,将患者头偏向护士一侧	3	5. 体位安置不当扣1分;患者未面向操作者扣1分	
	6. 悬挂消毒瓶并妥善固定于床边,接通负压吸引器电源,连接吸痰连接管	3	6. 消毒瓶未悬挂扣2分;吸痰连接管连接不规范扣1分;连接不紧密扣1分	
	7. 打开吸引器开关,检查吸引器性能,调节合适的负压。检查吸痰连接管道是否通畅,将吸痰连接管末端放入消毒瓶(勿浸入液面)	4	7. 未检查吸引器性能扣1分;未口述负压扣2分;吸痰连接管放置错误扣1分	
	8. 打开0.9%氯化钠溶液,注明开启日期时间和"冲管用"字样	2	8. 0.9%氯化钠溶液未注明开启日期时间扣1分;未注明冲管用字样扣1分	
	9. 打开吸痰管包,取出治疗巾,铺于患者颌下,置弯盘于口角旁	4	9. 打开吸痰管包方法不正确扣1分;污染吸痰管扣2分;治疗巾放置位置不合适扣1分	
	10. 戴一次性手套、连接吸痰管	5	10. 未戴手套扣2分;污染吸痰管扣2分	
	11. 试吸,观察负压大小及是否通畅	4	11. 未试吸扣2分;未观察负压扣2分	
	12. 再次核对患者。再次观察患者生命体征、氧饱和度	2	12. 未核对扣1分;未观察生命体征及血氧情况扣1分	

项目	操 作 标 准	分值	评 分 标 准	扣分
操作过程70分	13. 吸痰,先吸口咽部分泌物,再吸气管内分泌物。注意观察患者痰液情况、患者面色、血氧饱和度、生命体征变化	12	13. 吸痰手法不正确扣5分;吸痰时未观察扣3分;每次吸痰时间超过15秒扣5分;无菌与有菌概念不清每次扣2分	
	14. 抽吸少量 0.9% 氯化钠溶液冲管	4	14. 拔出吸痰管未冲洗,每次扣1分	
	15. 吸痰结束,脱下手套并将吸痰管包裹扔进医用垃圾桶内。关闭吸痰器,将吸痰连接管浸泡至消毒瓶内	4	15. 吸痰管处置不正确扣2分;吸痰连接管放置位置不当扣1分	
	16. 用纱布擦净口周(鼻部)分泌物,观察口(鼻)腔黏膜有无损伤,撤一次性治疗巾和弯盘	4	16. 未擦拭口鼻分泌物扣2分;未观察口鼻黏膜扣2分	
	17. 根据病情调节氧流量	2	17. 未调节氧流量扣2分	
操作后7分	1. 再次核对患者信息	2	1. 未核对扣2分;核对不规范扣1分	
	2. 询问患者感觉,告知患者注意事项	1	2. 未询问感受扣1分	
	3. 协助患者取舒适体位,整理床单位	2	3. 未调整卧位扣1分;未整理床单位扣1分	
	4. 整理用物,洗手,记录	2	4. 未整理用物扣2分;用物分类不正确每项扣1分;未记录扣1分	
整体评价8分	1. 熟练程度	2	1. 操作不熟练扣2分	
	2. 爱伤观念、无菌观念	2	2. 爱伤观念、无菌观念扣2分	
	3. 语言沟通表达能力、心理素质	2	3. 沟通不到位扣2分	
	4. 操作时间6分钟	2	4. 每超时1分钟扣1分	
总分		100		

二、吸痰技术：中心负压装置吸痰

(1) 吸痰技术(中心负压装置吸痰)操作流程如表8-9所示。

表8-9　吸痰技术(中心负压装置吸痰)操作流程

项目	操 作 标 准	沟通内容及注意事项
基本要求	1. 衣帽整洁,符合要求	口述:各位评委老师好,我是X号选手,现在进行吸痰技术操作,已准备完毕,请指示
	2. 仪表大方,举止端庄	
	3. 语言亲切,态度和蔼	
操作前准备	1. 修剪指甲,洗手,戴口罩	口述:手消毒液在有效期内,可以使用
	2. 双人核对医嘱	口述:请您帮我核对一下医嘱,X床XX,住院号XXX,经口鼻吸痰 prn,医嘱核对无误
	3. 备齐并检查用物 (1) 治疗车上层:治疗盘内备0.9%氯化钠溶液(500 mL)1瓶、一次性无菌吸痰包2个(内有吸痰管、治疗巾、一次性手套)、纱布2块、吸痰连接管2根,治疗盘外放执行单、中心负压表、弯盘、手电筒、听诊器、速干手消毒液,必要时备舌钳、开口器 (2) 治疗车下层:消毒瓶(内装1:1 000含氯消毒液)、痰液引流瓶、生活垃圾桶、医用垃圾桶	口述: (1) 所有物品准备齐全 (2) 中心负压表完好 (3) 一次性吸痰包在有效期内,包装完好,挤压无漏气、无破损,可以使用
操作过程	1. 携用物至患者床前,评估环境	口述:环境干净、整洁、宽敞、明亮,温湿度适宜,适合操作
	2. 核对解释,评估患者 (1) 持执行单核对床头卡(床尾卡)和腕带信息 (2) 解释、评估患者,听诊器置于肺部听诊区听呼吸音,手电筒观察口鼻腔情况	口述: (1) 我是您的责任护士,请问您叫什么名字?我核对一下您的腕带信息 (2) 您现在感觉怎么样?还是有痰咳不出是吗?我来遵医嘱给您吸痰。吸痰是用吸痰管经口腔/鼻腔插入气管吸尽痰液。在吸痰过程中会有些不适,我动作会轻柔

项目	操 作 标 准	沟通内容及注意事项
操作过程		一些,请您配合我好吗? 我先来听一下您肺部的呼吸音,可闻及痰鸣音,请问您之前是否做过(口)鼻腔手术,有无(口)鼻腔疾患? 我检查一下您口鼻腔情况,口、鼻黏膜完好无破损、无炎症出血、无活动性义齿
	3. 观察生命体征、氧饱和度	口述:生命体征平稳,血氧饱和度 90%
	4. 观察吸氧情况,并将氧气调至 5 L/min	
	5. 协助患者取舒适卧位,将患者头偏向护士侧	口述:您这个体位可以吗? 请您头偏向我这一侧
	6. 悬挂消毒瓶并妥善固定于床边	
	7. 将中心负压表连接到中心负压上,连接吸痰连接管、痰液引流瓶,调节合适的负压。检查吸痰连接管道是否通畅,确认连接紧密后将吸痰连接管末端放入消毒瓶(勿浸入液面)	口述:负压一般成人 40～53.3 kPa,小儿 33.3～40 kPa
	8. 打开 0.9%氯化钠溶液,注明开启日期时间和"冲管用"字样	
	9. 打开吸痰管包,取出治疗巾,铺于患者颌下和枕旁,置弯盘于口角旁	
	10. 戴一次性手套、连接吸痰管:左手持吸痰管外包装,右手取吸痰管并盘绕在手中,左手顺势将吸痰管包装袋扔入生活垃圾桶中,并取出吸痰连接管,将吸痰管和吸痰连接管相连	
	11. 试吸:右手持吸痰管在 0.9%氯化钠溶液中湿润并试吸,观察负压大小及吸痰管是否通畅	
	12. 再次核对患者。再次观察患者生命体征和氧饱和度	口述:请您再说一下床号、姓名。生命体征平稳,血氧饱和度 90%
	13. 吸痰:左手反折吸痰管末端,右手持吸痰管轻轻插入鼻/口腔,插入口咽部(10～15 cm),放开负压,右手边轻轻左右旋转吸痰管边向上提拉,注意观察患者痰液情况、患者面色、血氧饱和度、生命体征变化。先吸口咽部分泌物,再吸气管内分泌物。若气管切开吸痰,先吸气管切开处,再吸口鼻部	口述:阿姨,要为您吸痰了,请您放松,请张嘴,深呼吸。每次吸痰时间<15 秒 口述:阿姨,请您咳嗽一下我听听,好的,已经没有痰鸣音了,痰已吸尽
	14. 冲洗导管:抽吸少量 0.9%氯化钠溶液冲管	

项目	操　作　标　准	沟通内容及注意事项
操作过程	15. 吸痰结束,脱下手套并将吸痰管包裹扔进医用垃圾桶内。关闭吸痰器,将吸痰连接管浸泡至消毒瓶内	
	16. 用纱布擦净口周(鼻部)分泌物,观察口(鼻)腔黏膜有无损伤,撤一次性治疗巾和弯盘	口述:我再看一下您口鼻腔情况
	17. 根据病情调节氧流量	
操作后	1. 再次核对患者	口述:请再说一下您的床号、姓名
	2. 询问患者感觉,告知患者注意事项	口述: (1) 已经为您吸完痰了,您现在感觉怎么样? 舒服一些了是吧? (2) 如果您有不适,呼叫器放在枕边,有事请按铃,我也会经常过来看您的
	3. 协助患者取舒适体位,整理床单位	口述:您这个卧位可以吗? 好的。感谢您的配合
	4. 整理用物,洗手,记录	

(2) 吸痰技术(中心负压装置吸痰)操作考核评分标准如表 8-10 所示。

表 8-10　吸痰技术(中心负压装置吸痰)操作考核评分标准

班级_____　　　学号_____　　　姓名_____　　　成绩_____

项目	操　作　标　准	分值	评　分　标　准	扣分
基本要求 5分	1. 衣帽整洁,符合要求	5	护士着装不整洁扣 2 分	
	2. 仪表大方,举止端庄			
	3. 语言亲切,态度和蔼			
操作前准备 10分	1. 修剪指甲,洗手,戴口罩	3	1. 未洗手、戴口罩扣 2 分;洗手不规范扣 1 分	
	2. 双人核对医嘱无误	2	2. 未核对医嘱扣 2 分	
	3. 备齐并检查用物	5	3. 用物准备每少一项扣 1 分;用物检查漏一项扣 1 分,检查方法不正确扣 2 分	

项目	操　作　标　准	分值	评　分　标　准	扣分
操作过程70分	1. 携用物至患者床前,评估环境	3	1. 未评估环境扣2分	
	2. 核对解释,评估患者:病情、意识状态、配合程度;口/鼻腔有无手术、疾患、黏膜情况;听诊呼吸音结果;有无活动性义齿	8	2. 未核对扣2分,核对不全,漏一项扣1分;未作解释或解释不妥扣2分;未听诊呼吸音扣2分	
	3. 观察并口述生命体征、氧饱和度	3	3. 未观察生命体征、氧饱和度扣2分	
	4. 观察吸氧情况,并将氧气调至5 L/min	3	4. 未调节氧流量扣2分	
	5. 协助患者取舒适卧位,将患者头偏向护士一侧	3	5. 体位安置不当扣1分;患者未面向操作者扣1分	
	6. 悬挂消毒瓶并妥善固定于床边	2	6. 消毒瓶未悬挂扣2分	
	7. 连接中心负压装置。检查吸痰连接管道是否通畅,将吸痰连接管末端放入消毒瓶(勿浸入液面)	5	7. 中心负压装置连接不规范扣2分;未口述负压扣2分;吸痰连接管放置错误扣1分	
	8. 打开0.9%氯化钠溶液,注明开启日期时间和"冲管用"字样	2	8. 0.9%氯化钠溶液未注明开启日期时间扣1分;未注明冲管用字样扣1分	
	9. 打开吸痰管包,取出治疗巾,铺于患者颌下,置弯盘于口角旁	4	9. 打开吸痰管包方法不对扣1分;污染吸痰管扣2分;治疗巾放置位置不合适扣1分	
	10. 戴一次性手套、连接吸痰管	5	10. 未戴手套扣2分;污染吸痰管扣2分	
	11. 试吸,观察负压大小及是否通畅	4	11. 未试吸扣2分;未观察负压扣2分	
	12. 再次核对患者。再次观察患者生命体征、氧饱和度	2	12. 未核对扣1分;未观察生命体征及血氧情况扣1分	
	13. 吸痰,先吸口咽部分泌物,再吸气管内分泌物。注意观察患者痰液情况、患者面色、血氧饱和度、生命体征变化	12	13. 吸痰手法不正确扣5分;吸痰时未观察扣3分;1次吸痰时间超过15秒扣5分;无菌与有菌概念不清每次扣2分	
	14. 抽吸少量0.9%氯化钠溶液冲管	4	14. 拔出吸痰管未冲洗每次扣1分	

续　表

项目	操作标准	分值	评分标准	扣分
操作过程70分	15. 吸痰结束,脱下手套并将吸痰管包裹扔进医用垃圾桶内。关闭吸痰器,将吸痰连接管浸泡至消毒瓶内	4	15. 吸痰管处置不正确扣2分;吸痰连接管放置位置不当扣1分	
	16. 用纱布擦净口周(鼻部)分泌物,观察口(鼻)腔黏膜有无损伤,撤一次性治疗巾和弯盘	4	16. 未擦拭口鼻分泌物扣2分;未观察口鼻黏膜扣2分	
	17. 根据病情调节氧流量	2	17. 未调节氧流量扣2分	
操作后7分	1. 再次核对患者信息	2	1. 未核对扣2分;核对不规范扣1分	
	2. 询问患者感觉,告知患者注意事项	1	2. 未询问感受扣1分	
	3. 协助患者取舒适体位,整理床单位	2	3. 未调整卧位扣1分;未整理床单位扣1分	
	4. 整理用物,洗手,记录	2	4. 未整理用物扣2分;用物分类不正确每项扣1分;未记录扣1分	
整体评价8分	1. 熟练程度	2	1. 操作不熟练扣2分	
	2. 爱伤观念、无菌观念	2	2. 爱伤观念、无菌观念薄弱扣2分	
	3. 语言沟通表达能力、心理素质	2	3. 沟通不到位扣2分	
	4. 操作时间6分钟	2	4. 每超时1分钟扣1分	
总分		100		

思考题:

患者,男,70岁,因慢性阻塞性肺疾病(COPD)并发急性呼吸衰竭,实施紧急气管切开术。目前患者依赖机械通气,气道分泌物较多且黏稠,需定期进行吸痰。请思考:

1. 该患者吸痰时需注意什么问题?

答:患者气管切开,操作时应严格无菌操作,每次进入气管抽吸1次需更换1根吸痰管;每次吸痰时间<15秒;吸痰时动作轻稳。

2. 患者机械通气,气道分泌物黏稠,吸痰时该如何处理?

答:采用气道冲洗的方式,在患者呼气末吸气初时沿导管管壁快速一次性注入冲洗液 10~20 mL,使患者将药液吸入终末支气管及肺泡内,从而加强其稀释痰液、湿化气道的作用,结合负压吸引,促进气道内痰液排出。在气道冲洗、吸痰过程中应注意血氧饱和度的变化,维持血氧饱和度在 90% 以上。

第四节　心肺复苏

一、成人基础生命支持技术

　　情景: 李大爷傍晚在路边跑步锻炼,刚跑了大约 500 米,突然手捂胸口倒地。路人赶紧上前查看情况,正巧护士小刘下班经过,急忙上前判断病情,大爷意识丧失、呼吸停止、颈动脉搏动消失,立即给予急救。

　　(1)成人基础生命支持技术操作流程如表 8-11 所示。

表 8-11　成人基础生命支持技术操作流程

项目	操 作 标 准	沟通内容及注意事项
基本要求	1. 衣帽整洁,符合要求	口述:各位评委老师好,我是 X 号选手,现在进行成人基础生命支持技术操作,已准备完毕,请指示
	2. 仪表大方,举止端庄	
	3. 语言亲切,态度和蔼	
操作前准备	1. 备齐并检查用物:模拟人一个、纱布 2 块、手电筒、血压计、听诊器、治疗碗、弯盘、手表、抢救记录单、笔	口述:所有物品准备齐全,符合操作要求
	2. 环境评估	口述:周围环境安全
	3. 患者评估 (1)判断意识:快步走到患者身旁,双膝跪地与肩同宽,轻拍患者双肩部,同时分别对双耳进行呼唤 (2)判断颈动脉搏动和呼吸:术者右手食指和中指并拢,用双指指尖触及患者气管正中并向旁滑移 2~3 cm,在胸锁乳突肌的凹陷处轻触颈动脉搏动。同时左侧脸靠近患者鼻部,眼睛看患者胸廓,判断有无呼吸或是否为无效呼吸,时间控制在 5~10 秒	口述: (1) XX 你怎么了,XX 你怎么了? 患者意识丧失 (2) 1 001、1 002、1 003、1 004、1 005、1 006、1 007 患者无自主呼吸,颈动脉搏动消失,需行心肺复苏抢救

项目	操　作　标　准	沟通内容及注意事项
操作前准备	（3）启动应急反应系统,立即呼救,看表,记录抢救开始时间	（3）请您帮忙拨打120,请您帮忙取下AED。记录抢救开始时间 X 点 X 分
操作过程	1.摆放体位:患者去枕平卧于平整地面,将患者的头颈躯干处于同一轴线上。两臂放于身体两侧。解开衣领、腰带,暴露胸部	口述:患者仰卧于坚硬平整地面,头颈躯干位于同一轴线,双手放于两侧,身体无扭曲
	2.胸外按压:准确定位,一手掌跟放于按压部位,另一手交叉叠放,保持肩肘腕在一条直线上,身体前倾,用身体重力下压,按压深度>5 cm,按压频率>100 次/分,每次按压后使胸廓完全回弹(恢复到自然位或中立位),按压与放松时间比为1∶1,放松时掌跟不离开胸壁,连续按压30次,按压过程中注意观察患者面色	口述:按压位置为胸骨中下 1/3 交界处。01、02、03……26、27、28、29、30
	3.清除口鼻分泌物:判断颈部有无损伤,将患者头偏向一侧。检查患者口腔有无活动性义齿。术者右手食指、中指缠上纱布清理口鼻腔,将头部摆正。首次之后的其余循环不用做此步骤	口述:患者颈部无损伤,无活动性义齿,清除呼吸道分泌物
	4.开放气道:将1～2层纱布覆盖于患者口部。术者一手小鱼际置于患者前额,用力向后压使其头部后仰,另一手的食指和中指置于下颌骨下方向上抬,使下颌与耳垂的连线与地面垂直,勿压迫下颌部软组织,以免造成气道阻塞	口述:开放气道,仰头提颏法
	5.人工呼吸:用按压前额手的食指和拇指捏住患者鼻翼,深吸一口气,双唇包住患者口部,用力吹气,使胸部隆起,吹气时间为 1 秒,吹气同时观察胸廓有无起伏,吹气毕松开捏鼻的手,换气,需连续吹气 2 次,频率8～10 次/分	
	6.判断效果:反复操作 5 个循环(胸外按压-开放气道-人工呼吸)后再次判断颈动脉搏动及呼吸5～10 秒,盖好患者衣物,用手电筒观察患者瞳孔,观察患者面色、口唇、甲床色泽,测血压,看表,记录抢救成功时间。继续观察病情变化,进行进一步生命支持;如未恢复,继续上述操作 5 个循环后再次判断,直至高级生命支持人员及仪器设备的到达	口述: （1）1 001、1 002、1 003、1 004、1 005、1 006、1 007,患者能扪及颈动脉搏动,自主呼吸恢复 （2）散大的瞳孔缩小,对光反射存在;面色、口唇、甲床颜色由紫绀变为红润,患者昏迷变浅,出现挣扎、躁动;上肢收缩压>60 mmHg,复苏成功,记录抢救结束时间 X 点 XX 分

项目	操　作　标　准	沟通内容及注意事项
操作后	1. 患者平卧,头偏一侧,整理衣服,安抚患者	口述:XX,您刚才发生了一点意外,现在已经没事了,已为您拨打120,不用担心,我会陪您等待120的到来
	2. 整理用物,洗手、记录、签字	

(2) 成人基础生命支持技术操作考核评分标准如表8-12所示。

表 8-12　成人基础生命支持技术操作评分标准

班级_____　　学号_____　　姓名_____　　成绩_____

项目	操　作　标　准	分值	评　分　标　准	扣分
基本要求5分	1. 衣帽整洁,符合要求 2. 仪表大方,举止端庄 3. 语言亲切,态度和蔼	5	护士着装不整洁扣2分	
操作前准备10分	1. 备齐并检查用物	3	1. 用物准备每少一项扣1分;用物检查不规范每项扣1分	
	2. 环境评估	2	2. 未评估环境扣2分	
	3. 患者评估 (1) 判断意识 (2) 判断颈动脉和呼吸 (3) 启动应急反应系统,立即呼救并记录抢救开始时间	5	3. 判断意识方法不准确扣1分;触摸颈动脉搏动位置不准确扣1分;判断呼吸方法不正确扣1分;未呼救扣1分;未记录抢救开始时间扣1分	
操作过程60分	1. 摆放体位:患者去枕平卧于硬板床或平整地面,将患者的头颈躯干处于同一轴线上。两臂放于身体两侧(边操作边口述)。解开衣领、腰带,暴露胸部	5	1. 未摆放体位扣2分;体位摆放不正确扣1分;未卧于硬板床或坐硬地面扣1分;未解衣领、腰带扣1分	
	2. 胸外按压:准确定位(口述按压位置),身体前倾,用身体重力下压,按压深度>5 cm,按压频率>100 次/分,每次按压后	20	2. 定位方法不正确扣2分;按压部位不准确扣2分;按压前未重新定位每次扣1分;肘关节弯曲扣3分;身体未前倾扣2	

项 目	操 作 标 准	分值	评 分 标 准	扣分
操作过程60分	使胸廓完全回弹,按压与放松时间比为1:1,放松时掌跟不离开胸壁,连续按压30次,按压过程中注意观察患者面色	20	分,按压频率不正确每循环扣2分;按压深度不够每循环扣2分;胸廓复位不够每循环扣2分;按压时未观察面色扣2分	
	3. 清除口鼻分泌物:判断颈部有无损伤,将患者头偏向一侧。检查患者口腔有无活动性义齿。清理口鼻腔,将头部摆正	5	3. 未判断颈部有无损伤扣2分;未清除分泌物扣2分;检查义齿扣1分,未摆正头部扣1分	
	4. 开放气道:将1~2层纱布覆盖于患者口部。仰头提颏法开放气道	10	4. 未开放气道每循环扣2分;气道开放不完全每循环扣1分;开放气道手法不正确每循环扣1分	
	5. 人工呼吸:捏住患者鼻翼,用力吹气,使胸部隆起,吹气时间为1秒,吹气同时观察胸廓有无起伏,吹气毕松开捏鼻的手,换气,需连续吹气2次,频率8~10次/分	10	5. 未捏鼻孔每循环扣2分;吹气漏气每循环扣1分;胸廓未隆起每循环扣1分;吹完气未松开鼻孔每循环扣2分;吹气频率不正确扣3分	
	6. 判断效果:反复操作5个循环后再次判断颈动脉搏动及呼吸5~10秒,盖好患者衣物,观察患者瞳孔、面色、口唇、甲床色泽,测血压,看表,记录抢救成功时间。如未恢复,继续上述操作5个循环后再次判断效果	10	6. 未再次判断扣2分;触摸颈动脉搏动位置不准确扣1分;判断呼吸方法不正确扣1分;未记录抢救结束时间扣1分;复苏指征少1条扣1分	
操作后10分	1. 患者平卧,头偏一侧,整理衣服,安抚患者	5	1. 未安置卧位扣2分;未整理衣服扣2分;未安抚患者扣1分	
	2. 整理用物,洗手、记录、签字	5	2. 未整理用物扣2分;用物分类不正确每项扣1分;未记录扣1分	
整体评价10分	1. 熟练程度	3	1. 操作不熟练扣3分	
	2. 爱伤观念、抢救意识	3	2. 爱伤观念、抢救意识薄弱扣3分	

续　表

项目	操　作　标　准	分值	评　分　标　准	扣分
整体评价10分	3. 语言沟通表达能力、心理素质	2	3. 沟通不到位扣2分	
	4. 操作时间4分钟	2	4. 每超时1分钟扣1分	
总分		100		

思考题：

患者孙某,女,因心前区疼痛2小时来院就诊,护士为其做心电图时突然呼之不应、意识丧失、呼吸停止、双侧瞳孔散大、大动脉搏动消失。请思考：

1. 如何进行双人心肺复苏?

答:护士甲评估现场环境、判断患者意识、颈动脉搏动及呼吸情况。两名护士为患者摆好体位,松解衣领腰带。护士甲进行胸外按压30次并为患者清理呼吸道分泌物。护士乙准备简易呼吸器并连接氧气,调节氧流量8～10 L/min,开放气道,“EC”手法固定简易呼吸器,有规律地挤压气囊2次。护士甲按压30次、护士乙挤压气囊2次,共做5个循环,护士甲再次判断效果。

2. 患者心肺复苏成功的指征是什么?

答:能扪及大动脉搏动;自主呼吸恢复;散大的瞳孔缩小,对光反射存在;面色、口唇、甲床颜色由紫绀变为红润;患者昏迷变浅,出现挣扎、躁动;测量上肢收缩压>60 mmHg。

二、简易呼吸器使用技术

情景: 患者,女,因“子宫肌瘤”入院,全麻下行子宫肌瘤切除术后返回病房,给予心电监护。术后2小时,患者自述憋气,面色苍白,口唇发绀,血氧饱和度下降至70%,心率增快。通知医生查看后,遵医嘱立即给予简易呼吸器辅助呼吸。

(1) 简易呼吸器使用技术操作流程如表8-13所示。

表8-13　简易呼吸器使用技术操作流程

项目	操　作　标　准	沟通内容及注意事项
基本要求	1. 衣帽整洁,符合要求	口述:各位评委老师好,我是X号选手,现在进行简易呼吸器使用技术操作,已准备完毕,请指示
	2. 仪表大方,举止端庄	
	3. 语言亲切,态度和蔼	

项目	操 作 标 准	沟通内容及注意事项
操作前准备	1. 修剪指甲,洗手,戴口罩	口述:手消毒液在有效期内,可以使用
	2. 备齐并检查用物 （1）治疗车上层:简易呼吸器（包括球体、面罩、氧气管、储氧袋）、胸外按压板、氧气装置、纱布,必要时备手套 （2）治疗车下层:生活垃圾桶、医用垃圾桶	口述:所有物品准备齐全
	3. 检查呼吸气囊 （1）检查球体、进气阀:观察球体无破损,挤压后快速回弹 （2）检查鸭嘴阀:挤压球体,鸭嘴阀一张一合 （3）检查安全阀:打开安全阀,堵住出气口,挤压球体听到出气声,关闭安全阀,堵住出气口,挤压球体没有出气声 （4）检查储氧阀、呼气阀:将储氧袋连接送气口,挤压球体,储氧袋迅速充盈,挤压储氧袋,气体溢出 （5）检查储氧袋、储氧安全阀:挤压球体,使储氧袋充盈,堵住储氧袋出口,挤压储氧袋,无漏气。松开储氧袋出口,挤压储氧袋,有气体溢出 （6）检查面罩:挤压面罩,压力适中	口述: （1）进气阀功能良好 （2）鸭嘴阀功能良好 （3）安全阀功能良好,球体密闭无破损 （4）储氧阀功能良好,呼气阀功能良好 （5）储氧袋密闭性良好,储氧安全阀功能良好 （6）面罩完好无破损
操作过程	1. 判断意识:快步走到床旁,轻拍患者双肩部,同时分别对双耳进行呼唤	口述:XX 你怎么了,XX 你怎么了。患者意识模糊
	2. 判断颈动脉搏动和呼吸:术者右手食指和中指并拢,用双指指尖触及患者气管正中并向旁滑移 2～3 cm,在胸锁乳突肌的凹陷处轻触颈动脉搏动。同时左侧脸靠近患者鼻部,眼睛看患者胸廓,判断有无呼吸或是否为无效呼吸,时间控制在 5～10 秒	口述:1 001、1 002、1 003、1 004、1 005、1 006、1 007,患者呼吸微弱,颈动脉搏动微弱
	3. 启动应急反应系统,立即呼救,拿起床旁呼叫器,看表,记录抢救开始时间	口述:X 床患者心跳呼吸微弱,通知医生快来抢救。记录抢救开始时间 X 点 X 分

项目	操 作 标 准	沟通内容及注意事项
操作过程	4. 移开床头桌 30 cm,移开床体距墙面 40 cm,取下床头,将患者去枕,平卧于硬板床;解开衣领、腰带,暴露胸部	口述:患者卧于硬板床
	5. 检查颈部,将患者头偏向一侧,检查患者口腔有无活动性义齿。用纱布包裹术者右手示指、中指,清除口鼻腔分泌物。将头部摆正	口述:颈部无损伤,无活动性义齿
	6. 将简易呼吸囊连接氧气,调节流量 8~10 L/min	
	7. 开放气道(双下颌上提法) (1)操作者站于患者头侧 (2)双手提起患者下颌,使患者头后仰,处于过伸位(面向术者),使气管与口腔成一直线(必要时置口咽通气道) (3)用左手中指、环指、小拇指提下颌,固定头部位置,使头保持后仰 (4)右手持简易呼吸器,将面罩紧扣于患者口鼻部,并用左手拇指和示指固定面罩,成"EC"手法,右手挤压气囊	口述:开放气道,双下颌上提法
	8. 挤压球囊送气:有规律地反复挤压呼吸囊,成年人 10~12 次/分钟;儿童及婴儿 12~20 次/分钟,每次挤压持续 1 秒,送气量以见到胸廓起伏为宜,为 400~600 mL	
	9. 观察:患者胸廓起伏、胃区有无膨胀;患者是否处于正常的换气状态,呼吸有无改善,神志有无转清,血氧饱和度、面色、口唇、甲床、末梢循环情况有无改善	口述:胸廓有起伏、胃区无膨隆
	10. 患者呼吸恢复正常后,将简易呼吸器置于治疗车下层。头复位,用纱布清洁患者口鼻及面部	
	11. 垫枕,遵医嘱给予面罩吸氧	
	12. 手消毒,记录吸氧时间	
操作后	1. 安慰清醒患者,询问患者感受,交代注意事项	口述:XX,您刚才发生了病情变化,现在已经没事了,不用担心,我们会加强对您的照护
	2. 协助患者取舒适卧位,整理床单位	
	3. 整理用物,洗手,记录	

（2）简易呼吸器使用技术操作考核评分标准如表 8－14 所示。

表 8－14 简易呼吸器使用技术操作评分标准

班级_____ 学号_____ 姓名_____ 成绩_____

项目	操 作 标 准	分值	评 分 标 准	扣分
基本要求 5分	1. 衣帽整洁,符合要求	5	护士着装不整洁扣2分	
	2. 仪表大方,举止端庄			
	3. 语言亲切,态度和蔼			
操作前准备 10分	1. 修剪指甲,洗手,戴口罩	3	1. 未洗手、戴口罩扣2分;洗手不规范扣1分	
	2. 备齐并检查用物	7	2. 用物准备每少一项扣1分;用物检查不规范每项扣1分	
操作过程 65分	1. 判断意识	2	1. 判断意识方法错误扣2分	
	2. 判断颈动脉搏动和呼吸 5～10 秒	2	2. 触摸颈动脉搏动位置不准确扣1分;判断呼吸方法不正确扣1分	
	3. 启动应急反应系统,立即呼救,记录抢救开始时间	2	3. 未呼救扣1分;未记录抢救开始时间扣1分	
	4. 移开床头桌 30 cm,移开床体距墙面 40 cm,取下床头,将患者去枕平卧于硬板床;解开衣领,腰带,暴露胸部	8	4. 移开床头桌位置不正确扣1分;未调整体位扣2分;体位调整不正确扣1分;未卧于硬板床扣1分;未解衣领、腰带扣1分	
	5. 检查颈部,将患者头偏向一侧,检查患者口腔有无活动性义齿。清除口鼻腔分泌物。将头部摆正	10	5. 未判断颈部有无损伤扣2分;未清除分泌物扣2分;未检查义齿扣1分,未摆正头部扣1分	
	6. 将简易呼吸囊连接氧气,调节流量 8～10 L/min	3	6. 连接不紧密扣1分;氧流量调节不正确扣2分	
	7. 开放气道(双下颌上提法)	15	7. 未开放气道每循环扣2分;气道开放不完全每循环扣1分;开放气道手法不正确每循环扣1分;面罩压在患者眼部扣2分;"EC"手法不正确扣3分	

续　表

项目	操作标准	分值	评分标准	扣分
操作过程65分	8. 挤压球囊送气	15	8. 挤压频率不正确扣5分;操作过程有漏气每次扣1分;通气无效每次扣1分	
	9. 观察患者胸廓起伏、换气状态、神志、血氧饱和度、面色、口唇、甲床、末梢循环情况有无改善	2	9. 未观察患者病情扣2分	
	10. 患者呼吸恢复正常后,将简易呼吸器置于治疗车下层。头复位,用纱布清洁患者口鼻及面部	2	10. 未清洁口鼻腔扣2分;头未复位扣1分	
	11. 垫枕,遵医嘱给予面罩吸氧	2	11. 未给患者吸氧扣2分	
	12. 手消毒,记录吸氧时间	2	12. 未记录吸氧时间扣2分	
操作后10分	1. 询问患者感觉,告知患者注意事项	3	1. 未安慰患者扣1分;未询问患者感受扣2分	
	2. 协助患者取舒适体位,整理床单位	2	2. 未调整卧位扣1分;未整理床单位扣1分	
	3. 整理用物,洗手,记录	5	3. 未整理用物扣2分;用物分类不正确每项扣1分;未记录扣1分	
整体评价10分	1. 熟练程度	3	1. 操作不熟练扣3分	
	2. 爱伤观念、抢救意识	3	2. 爱伤观念、抢救意识薄弱扣3分	
	3. 语言沟通表达能力、心理素质	2	3. 沟通不到位扣2分	
	4. 操作时间6分钟	2	4. 每超时1分钟扣1分	
总分		100		

思考题:

患儿,男,8岁,因"抽搐原因待查"入院,入院时呼吸略微急促,给予心电血氧监护、双鼻导管吸氧1 L/min,今晨,患儿突然发生牙关紧闭、双目斜视、四肢强直、口唇青紫,血氧饱和度降为75%,医嘱立即给予简易呼吸器辅助呼吸。请思考:

1. 护士为该患儿采取什么体位？患儿牙关紧闭,如何为其打开气道？

答：应为该患儿采取去枕平卧头后仰体位。患儿牙关紧闭,可用压舌板为其打开气道。

2. 使用简易呼吸器的注意事项有哪些？

答：呼吸气囊应处于完好备用状态;挤压呼吸气囊时,压力不宜过大,频率应规则,不可时快时慢;用"EC"手法固定面罩,保证有效通气;辅助通气过程中注意观察患者的面色及呼吸恢复情况,患者有自主呼吸时,应与患者自主呼吸同步。

第五节　洗胃：全自动洗胃机

情景：患者李某,男,58 岁,因有机磷农药中毒由急救车运送到急诊,患者神志清楚,面色苍白。医嘱立即予"0.9%氯化钠溶液洗胃"。

（1）洗胃技术（全自动洗胃机洗胃）操作流程如表 8 - 15 所示。

表 8 - 15　洗胃技术（全自动洗胃机洗胃）操作流程

项目	操 作 标 准	沟通内容及注意事项
基本要求	1. 衣帽整洁,符合要求	口述：各位评委老师好,我是 X 号选手,现在进行洗胃技术操作,已准备完毕,请指示
	2. 仪表大方,举止端庄	
	3. 语言亲切,态度和蔼	
操作前准备	1. 修剪指甲,洗手,戴口罩	口述：手消毒液在有效期内,可以使用
	2. 双人核对医嘱	口述：请您帮我核对一下医嘱,X 床 XX,住院号 XXX,0.9%氯化钠溶液洗胃 st,医嘱核对无误
	3. 备齐并检查用物 （1）治疗车上层：无菌洗胃包（内有胃管、镊子、纱布）、听诊器、咬口器、液状石蜡、灌注器、治疗巾 1 块、一次性手套 2 副、水温计、治疗碗 1 个、压舌板、洗胃连接管 3 根,必要时备开口器、舌钳、一次性尿垫、配好的洗胃液（量 10 000～20 000 mL,温度 25～38 ℃）、执行单、弯盘、速干手消毒液	口述： （1）所有物品准备齐全 （2）洗胃机性能良好 （3）胃管包的包装完好,在有效期内,可以使用;灌注器包装完好,在有效期内可以使用;连接管包装完好,在有效期内,可以使用 （4）洗胃液 37 ℃

项目	操　作　标　准	沟通内容及注意事项
操作前准备	(2) 治疗车下层：水桶 2 个(分别盛洗胃液、污水)、生活垃圾桶、医用垃圾桶 (3) 另备全自动洗胃机 1 台,测量洗胃溶液温度	
操　作　过　程	1. 携用物至患者床前,评估环境	口述：环境干净、整洁、宽敞、明亮,温湿度适宜,适合操作
	2. 核对解释,评估患者 (1) 持执行单核对床头卡(床尾卡)和腕带信息 (2) 解释、评估患者	口述： (1) 我是您的责任护士,请问您叫什么名字？我核对一下您的腕带信息 (2) 您现在感觉怎么样？由于您误服了农药,根据医嘱需要为您进行洗胃,来清理您胃内的农药。操作过程中有些许不适,我动作会轻柔一些,请您配合我好吗？ (3) 请您张开嘴,我检查一下您的口腔情况。口腔黏膜完整无破损,无活动性义齿
	3. 协助患者取合适体位。协助患者取平卧位或左侧卧位。(中毒较轻者取平卧位,中毒较重者取左侧卧位;昏迷患者应取平卧位。)患者枕下铺一次性尿垫,颌下铺治疗巾,弯盘置于口角旁,确定剑突位置	口述：请您往我这边躺,这个姿势可以吗？
	4. 核对插管。戴手套,将咬口器放入患者口腔,打开洗胃包,测量胃管长度,润滑胃管前端 10～15 cm,再次核对患者,经口腔插入胃管,证实胃管在胃内后连同咬口器一并固定妥当	口述：请您咬住这个咬口器,我先为您插入胃管。请您再说一下床号、姓名
	5. 连接胃管。将已配好的洗胃液倒入洗胃桶内,正确连接各管路。将进液管另一端放入洗胃液桶,排液管的另一端放入污水桶内,洗胃机胃管端与已插好的患者胃管相连接,调节药量流速	
	6. 反复灌洗。按"手吸"键,吸出胃内容物,再按"自动"键,仪器将对胃进行自动冲洗,直至洗出液澄清无味为止	
	7. 观察情况。洗胃中,随时观察洗出液的性质、颜色、气味、量及患者面色、脉搏、呼吸和血压变化	口述：洗胃过程中,患者的面色、脉搏、呼吸和血压均正常。洗出液澄清无味
	8. 反折拔管。洗胃完毕,将胃管与洗胃机分离,反折胃管,迅速拔出	

续　表

项目	操　作　标　准	沟通内容及注意事项
操作后	1. 再次核对患者	口述：请再说一下您的姓名
	2. 协助患者漱口、洗脸，询问患者感觉，告知患者注意事项	口述：洗胃已经完成了，您现在感觉怎么样？ 口述：如果您有不适，呼叫器放在枕边，有事请按铃，我也会经常过来看您的
	3. 协助患者取舒适体位，整理床单位	口述：您这样躺着舒服吗？好的。感谢您的配合
	4. 清洁管腔：按"清洗"键，清洗各管腔，将各管同时取出，待仪器内水完全排尽后，按"停机"键关机	
	5. 洗手，记录灌洗液的名称、量，洗出液的性质、颜色、气味、量，患者的全身反应	

（2）洗胃技术（全自动洗胃机洗胃）操作考核评分标准如表 8－16 所示。

表 8－16　洗胃技术（全自动洗胃机洗胃）操作评分标准

班级＿＿＿＿＿＿＿　　　学号＿＿＿＿＿＿＿　　　姓名＿＿＿＿＿＿＿　　　成绩＿＿＿＿＿＿＿

项目	操　作　标　准	分值	评　分　标　准	扣分
基本要求5分	1. 衣帽整洁，符合要求	5	护士着装不整洁扣2分	
	2. 仪表大方，举止端庄			
	3. 语言亲切，态度和蔼			
操作前准备10分	1. 修剪指甲，洗手，戴口罩	3	1. 未洗手、戴口罩扣2分；洗手不规范扣1分	
	2. 双人核对医嘱无误	2	2. 未核对医嘱扣2分	
	3. 备齐并检查用物	5	3. 用物准备每少一项扣1分；用物检查不规范每项扣1分	
操作过程60分	1. 携用物至患者床前，评估环境	5	1. 环境未评估扣3分；评估地点错误扣1分	
	2. 核对解释，评估患者：病情、意识状态、合作程度；口腔情况、有无活动性义齿	10	2. 核对不准确扣1分；少评估1项扣1分	

续　表

项目	操　作　标　准	分值	评　分　标　准	扣分
操作过程60分	3.协助患者取合适体位,患者枕下铺一次性尿垫,颌下铺治疗巾,弯盘置于口角旁,确定剑突位置	5	3.未调整卧位扣2分;未铺一次性尿垫、治疗巾各扣1分;未放置弯盘扣1分;未确定剑突位置扣2分	
	4.核对插管。戴手套,将咬口器放入患者口腔,打开洗胃包,测量胃管长度,润滑胃管前端10～15 cm,再次核对患者,经口腔插入胃管,证实胃管在胃内后连同咬口器一并固定妥当	15	4.未放咬口器扣1分;未测量胃管长度扣2分;未润滑胃管前端扣1分;未再核对患者扣2分;胃管不在胃内扣3分;胃管固定不妥当扣2分	
	5.连接胃管。将已配好的洗胃液倒入洗胃桶内,正确连接各管路。将进液管另一端放入洗胃液桶,排液管的另一端放入污水桶内,洗胃机胃管端与已插好的患者胃管相连接,调节药量流速	10	5.各管道放置位置不正确扣5分;胃管连接不紧密扣2分;流速调节不当扣3分	
	6.反复灌洗。按"手吸"键,吸出胃内容物,再按"自动"键,仪器将对胃进行自动冲洗,直至洗出液澄清无味为止	5	6.未先吸出胃内容物扣3分;最后洗出液浑浊或有味扣2分	
	7.观察情况。洗胃中,随时观察洗出液的性质、颜色、气味、量及患者面色、脉搏、呼吸和血压变化	5	7.未观察扣5分;观察少一项扣1分	
	8.反折拔管。洗胃完毕,将胃管与洗胃机分离,反折胃管,拔出	5	8.拔管时患者出现呛咳扣3分;未反折胃管扣2分	
操作后15分	1.再次核对患者	2	1.未核对患者扣2分	
	2.协助患者漱口、洗脸,询问患者感觉,告知患者注意事项	2	2.未协助患者漱口、洗脸扣1分;未询问患者感受扣1分	
	3.协助患者取舒适体位,整理床单位	2	3.未调整卧位扣1分;床单元不整齐扣2分	

项目	操 作 标 准	分值	评 分 标 准	扣分
操作后 15分	4. 清洁管腔:按"清洗"键,清洗各管腔,将各管同时取出,待仪器内水完全排尽后,按"停机"键关机	5	4. 管道堵塞扣4分;未清理用物扣2分	
	5. 洗手,记录灌洗液的名称、量,洗出液的性质、颜色、气味、量,患者的全身反应	4	5. 未洗手扣2分;未记录扣3分;少记录一项扣1分	
整体 评价 10分	1. 熟练程度	3	1. 操作不熟练扣3分	
	2. 爱伤观念、抢救意识	3	2. 爱伤观念、抢救意识薄弱扣3分	
	3. 语言沟通表达能力、心理素质	2	3. 沟通不到位扣2分	
	4. 操作时间15分钟	2	4. 每超时1分钟扣1分	
总分		100		

思考题:

张某,女,45岁,因与家人争吵一气之下口服乐果2小时,出现腹痛、头晕等症状,遂入急诊就诊。入院时患者烦躁不安,双侧瞳孔等大等圆1.5 mm,对光反射存在,医嘱给予"洗胃"。请思考:

1. 护士应选择何种洗胃液?

答:护士应选用2%～4%碳酸氢钠溶液洗胃。

2. 洗胃时的注意事项有哪些?

答:洗胃过程中动作要轻柔,洗胃时应该先吸后洗;每次灌入量以300～500 mL为宜;洗胃过程中注意观察患者面色、生命体征、意识、瞳孔变化、口鼻腔黏膜情况,洗出液的颜色、性质、量、气味等。

主要参考文献

[1] 李小寒,尚少梅.基础护理学[M].7 版.北京:人民卫生出版社,2022.

[2] 张连辉,邓翠珍.基础护理学[M].北京:人民卫生出版社,2023.

[3] 高玉芳,魏丽丽,修红.临床实用护理技术及常见并发症处理[M].北京:科学出版社,2017.

[4] 张连辉,周春美.基础护理学实训与学习指导[M].4 版.北京:人民卫生出版社,2019.

[5] 姜安丽,钱晓路.新编护理学基础[M].3 版.北京:人民卫生出版社,2018.

[6] 卢建文,石红丽.基础护理学.案例版[M].北京:科学出版社,2019.

附　录
常用外文缩写

外　文　缩　写	中　文　意　译
T	体温
P	脉搏
R	呼吸
BP	血压
qd	每日 1 次
bid	每日 2 次
tid	每日 3 次
q2h	每隔 2 小时一次
biw	每周 2 次
st	立即
po	口服
ID	皮内注射
H	皮下注射
IM	肌内注射
IV	静脉注射
ivgtt	静脉滴注
prn	需要时

图书在版编目(CIP)数据

基础护理学实训指导/高欣主编.--上海：复旦
大学出版社,2024.9. -- ISBN 978-7-309-17625-4

Ⅰ.R47

中国国家版本馆 CIP 数据核字第 2024EY1634 号

基础护理学实训指导
JICHU HULIXUE SHIXUN ZHIDAO
高　欣　主编
责任编辑/高　辉

复旦大学出版社有限公司出版发行
上海市国权路 579 号　邮编：200433
网址：fupnet@ fudanpress. com　http://www. fudanpress. com
门市零售：86-21-65102580　　团体订购：86-21-65104505
出版部电话：86-21-65642845
浙江临安曙光印务有限公司

开本 787 毫米×1092 毫米　1/16　印张 13.5　字数 381 千字
2024 年 9 月第 1 版第 1 次印刷

ISBN 978-7-309-17625-4/R · 2121
定价：50.00 元